親切な医療統計学

第2版

著
横浜薬科大学客員教授
奥田千恵子

金芳堂

2版への序

　本書は医療分野の研究者や病院実務従事者，および，学生を対象とした初学者向けの統計テキストとして 2014 年に上梓しましたが，臨床研究に用いられる解析手法は年を追うごとに高度なものになっており，この 5 年間の変化に対応できるよう全般的な見直しを行いました.

　もっとも大きな変更点は，初版では数値例を表計算ソフト excel の統計関数およびアドインソフトである分析ツール（データ分析）を用いて解析し，excel では扱いきれない手法は概要を示すにとどめましたが，2 版では EZR（Easy R）による解析方法も併記したことです．EZR は誰でも無料で利用できる統計ソフト，R の簡易版です．R の使用経験がなくてもメニューバーやダイアログボックスを用いて簡単に操作することができるので，最近は医療分野の論文にもよく使われるようになってきました．本書で取り上げた解析手法をすべて実際に利用することができます．臨床研究でよく用いられるエラーバーのついたグラフや箱ひげ図も容易に描くことができます.

　改訂に際して，薬学部における医療統計学の教科書，あるいは，副教材として利用していただけるように，直近の薬剤師国家試験の出題範囲をカバーするように新たな章を加え，単なる統計用語の説明にとどめず，具体的な数値例を用いて分かりやすく説明しました．薬学部学生だけでなく医療分野の研究者や病院実務従事者の方々にも，高度な解析手法を理解するための実用的な解説書として利用していただけると思います.

　2019 年 1 月

奥田　千恵子

はじめに

　近年，好むと好まざるとに関わらず，情報の洪水が押し寄せるようになりました．真偽の程もわからない情報の濁流に身を任せていては危うい方向へと流されてしまいます．私たちは常に，リスクを最小限にするよう決断を迫られています．情報化社会を生きのびるには，一人一人が統計リテラシー（統計的な考え方）を身に付けなければなりません．

　医療分野も例外ではありません．多くの医療施設で最新の高度な医療が行われるようになった現在，医療従事者は，日常的に，専門誌に掲載された科学論文を読まなければなりません．研究が正しく行われたかどうかを判断し，発表された結果を批判的に評価する能力が求められるようになったのです．「客観的な証拠に基づく医療（Evidence-Based Medicine, EBM）」の考え方が世界的に普及してきたことに伴って，統計学の重要性が広く認識されるようになったのは喜ばしいことです．

　残念なことに，医療分野では，研究者の統計リテラシーの不足に加えて，医療研究の特殊性を理解できる統計学者が少ないことも原因となって，他の分野に比べて統計学の誤用が多いことが以前から指摘されてきました．相互理解が不十分なまま，論点がかみ合わない議論の末，さらに誤用を重ねる医療研究者は少なくありません．このような状態が続けば医療研究の発展を妨げることになりかねません．

　本書は，医療研究者や病院実務従事者が，十分な統計学的知識を身に付けて，医療研究を行ったり論文を読んだりできるようになることを目指した初学者向けのテキストです．特に薬学部においては，2012年より適用された薬剤師国家試験の出題範囲のなかで，統計学的な知識を必要とする部分を網羅していますので，医療統計学の教科書，あるいは，副教材として利用することができます．

　統計ソフトの使用経験のない医療従事者や学生であっても使えるように，主として，表計算ソフトexcelを用いて数値例を説明しました．統計用語はすべて，日本語と英語のいずれからも検索できるようにしてあります．特に重要な

用語は「基本的な統計用語」として定義を示しました．また「論文を書く時の
注意事項」では，主要な臨床系雑誌の投稿規定に従って解析結果を正しく報告
できるよう，注意すべき点を示しました．

　最後に，長年にわたって編集を担当していただき，本書を出版するにあたっ
ても有益な助言と励ましをいただいた村上裕子氏をはじめ，さまざまな側面か
ら調査，検討をして下さった金芳堂の皆様に深く感謝の意を表します．

2014 年 2 月

奥田　千恵子

本書の使い方

　本書は以下のような構成になっています.

　第1章と第2章では, 医療研究の特殊性や, 研究者に求められている倫理規定, 統計学の基本概念, 研究デザインなど, データ解析に先立って知っておくべきことを概観します.

　第3章では表計算ソフト excel の統計関数や excel に付属しているアドインソフト「分析ツール」の使い方, および EZR のインストールからデータファイルの読み込みや保存, 統計解析の実行にかかわる一連の操作を具体的に説明しました.

　第4章から第6章では, 医療研究には欠かすことのできない統計手法を, 解析目的別に使い方を示しました. 特に, 「第6章　推測統計で用いられるさまざまな手法」は, 共通の形式に統一してコンパクトにまとめてあります.

▶統計手法の選択に関して:

　医療研究で用いる解析法が段々高度なものになってきた現状を踏まえて, 基本的な手法から高度な手法へと移行していけるような構成になっています.

　研究仮説を証明するために, どのような解析をするべきかを正しく判断しなければなりません.【数値例】の 使用データ を参考にして, データの属性に合った手法を選べるようになりましょう.

▶統計ソフトの出力に関して:

　いずれの手法も, 統計ソフトを用いることを前提として, データの入力や結果の出力を中心にまとめました. 理論的な説明は最小限度に止め, 必要な場合はコラム形式で〈ちょっと寄り道〉に示しました.

　基本的な解析法の【数値例】では, excel 関数を用いて計算過程を示しましたが, 高度な解析法では, excel の分析ツール, および EZR による解析手順と解析結果を示しました.

v

▶解析結果の報告に関して：

　検定や区間推定から得られる結論は，【数値例】の最後尾に まとめ として，報告の仕方を示しました．「✍ 論文を書く時の注意事項」では，注意を要する表現やまとめ方のポイントを説明しました．

▶数値例使用データ：

　本書の数値例全般で用いた「臨床試験Xのデータ」（p.230 〜 233），数値例【6 － 18】に使用した「マクニマ検定」，数値例【6 － 26】および【6 － 27】に使用した「生存時間分析」を，excel ファイルとして小社のホームページからダウンロードできます．EZR でも excel ファイルを読み込むことが可能です．

目　　次

1　医療研究を始めるためにまず知っておくこと

1.1　医療統計学とは ……………………………………………………… 2

1.2　医療研究のデータとは ……………………………………………… 4

1.3　医療研究の倫理 ……………………………………………………… 7

1.4　基本的な統計用語 …………………………………………………… 10

　　［1］母集団と標本 …………………………………………………… 10

　　［2］真の値 …………………………………………………………… 12

　　［3］誤　差 …………………………………………………………… 13

　　［4］確　率 …………………………………………………………… 14

　　［5］ランダム ………………………………………………………… 16

2　医療分野の研究デザイン

2.1　研究デザインの分類 ………………………………………………… 18

2.2　観察的研究の代表的デザイン ……………………………………… 20

　　［1］横断的研究 ……………………………………………………… 20

　　［2］ケース・コントロール研究 …………………………………… 21

　　［3］前向きコホート研究 …………………………………………… 22

　　［4］後向きコホート研究 …………………………………………… 22

2.3　実験的研究の代表的デザイン ……………………………………… 24

　　［1］パラレルデザイン ……………………………………………… 24

　　［2］クロスオーバーデザイン ……………………………………… 25

2.4　バイアスの回避手段 ………………………………………………… 26

　　［1］さまざまなバイアス …………………………………………… 26

　　［2］選択基準と除外基準の設定 …………………………………… 26

　　［3］マッチング ……………………………………………………… 27

　　［4］ランダム抽出 …………………………………………………… 27

　　［5］ランダム割り付け ……………………………………………… 28

| | [6] | 盲検化 ……………………………………………………… | 29 |

〔6〕　盲検化 ……………………………………………………………… 29

〔7〕　解析時におけるバイアスの回避 …………………………………… 30

❸ 統計解析の準備

3.1　コンピュータの利用 ………………………………………………… 32

　〔1〕　統計ソフトとは ……………………………………………………… 32

　〔2〕　統計ソフトを選ぶポイント ………………………………………… 33

3.2　excel および EZR の使い方 ………………………………………… 34

　〔1〕　データ入力 …………………………………………………………… 34

　〔2〕　本書で用いる excel 統計関数 ……………………………………… 35

　〔3〕　excel 統計関数の使い方 …………………………………………… 37

　〔4〕　分析ツール（データ分析）の使い方 ……………………………… 39

　〔5〕　EZR の使い方 ……………………………………………………… 41

❹ データ記述のための統計　——記述統計——

4.1　記述統計とは …………………………………………………………… 56

4.2　連続量の要約 …………………………………………………………… 57

　〔1〕　データの全体像を捉える …………………………………………… 57

　〔2〕　データの分布が正規分布か否か調べる …………………………… 60

　〔3〕　データを代表する「中心性」の指標を求める …………………… 60

　〔4〕　データの散らばりを示す「ばらつき」の指標を求める ………… 63

4.3　離散量の要約 …………………………………………………………… 66

　〔1〕　各カテゴリの度数を求める ………………………………………… 66

　〔2〕　必要に応じて，各カテゴリの割合を求める ……………………… 67

❺ データ解析のための統計　——推測統計——

5.1　推測統計で用いる基本概念 …………………………………………… 70

　〔1〕　推測統計とは ………………………………………………………… 70

　〔2〕　母数と推定値 ………………………………………………………… 70

　〔3〕　標準誤差 ……………………………………………………………… 74

［4］	さまざまな理論的確率分布	……………………	76
5.2	区間推定	………………………………	81
［1］	信頼区間とは	………………………………	81
［2］	信頼区間の算出	………………………	82
5.3	統計学的仮説検定	………………………	89
［1］	帰無仮説と対立仮説	………………………	89
［2］	α 過誤と β 過誤	………………………	91
［3］	P 値の算出	………………………………	92

⑥ 推測統計で用いられるさまざまな手法

6.1	検定の前提条件を調べる	…………………………	100
［1］	正規性の検定	………………………………	100
［2］	等分散性の検定	………………………………	102
6.2	群間でデータを比較する	…………………………	105
［1］	連続量データの比較―パラメトリック検定法	………	105
1.	対応のない t 検定	……………………………	106
2.	ウェルチの t 検定	……………………………	111
3.	対応のある t 検定	……………………………	113
4.	ボンフェローニ補正法―多重比較法	……………	116
5.	ダネット検定―多重比較法	……………………	121
6.	1 元配置分散分析	………………………………	122
7.	2 元配置分散分析	………………………………	128
8.	反復測定分散分析	………………………………	131
9.	共分散分析	………………………………………	133
［2］	順序カテゴリデータの比較―ノンパラメトリック検定法	………	135
10.	マン・ホイットニー検定	………………………	136
11.	ウィルコクソン符号付き順位検定	………………	139
12.	クラスカル・ウォリス検定	……………………	141
13.	フリードマン検定	………………………………	143
［3］	2 値データ，および，順序のないカテゴリデータの比較	………	145

14.	独立性の χ^2 検定	148
15.	フィッシャー直接確率法	152
16.	比率の比較—リスク比とオッズ比	153
17.	傾向性の χ^2 検定	158
18.	マクニマ検定	160
19.	マンテル・ヘンツェル検定	162

6.3　2種類の変数間の関係を調べる ……………………………………… 164

［1］	相関分析	164
20.	ピアソンの相関係数	167
21.	スピアマンの相関係数	170
［2］	回帰分析	171
22.	線形回帰分析—2変量解析	175

6.4　3種類以上の変数間の関係を調べる ………………………………… 177

23.	線形回帰分析—多変量解析	180
24.	ロジスティック回帰分析—多変量解析	183

◇そのほかの多変量解析：多変量分散分析，因子分析，判別分析，
クラスター分析 …………………………………………………………… 185

6.5　医療研究で用いる特殊な解析法 ……………………………………… 187

25.	疫学指標	187
26.	生存時間分析	195
27.	コックス比例ハザード回帰分析	200
28.	診断法の有用性の指標	201
29.	ROC 曲線	207
30.	サンプルサイズの算出	209
31.	非劣性検定	215
32.	費用効果分析	219
33.	メタアナリシス	222

x

医療研究によく用いられる各種統計ソフトに含まれる主な解析手法

··· 226

参考文献 ··· 228

表 X　臨床試験 X のデータ ··· 230

索引 ·· 234

ちょっと寄り道

1	コイン投げ ···	15
2	正規分布 ··	61
3	シミュレーション ·······································	73
4	信頼区間の計算原理 ····································	88
5	確率の直接計算 ···	94
6	確率の近似計算 ···	98
7	P 値と信頼区間の関係 ·································	110
8	多重性の問題 ··	117
9	分散分析の原理 ···	123
10	順位統計の原理 ··	137
11	2 つのカテゴリ変数の関係 ·························	147
12	回帰モデル ···	172
13	見せかけの因果関係 ····································	182
14	リスク比とオッズ比計算のコツ ··················	192
15	カプラン・マイヤー生存法の原理 ···············	199
16	ベイズ統計学 ··	205

1 医療研究を始めるために まず知っておくこと

1.1 | 医療統計学とは

▶統計リテラシー

　生命科学分野で用いる統計学を，英語では "biostatistics" と呼んでいます．日本では，医療統計学，医学統計学，臨床統計学，医薬統計学，生物統計学，バイオ統計学，計量生物学など，さまざまな名称があり邦訳名が定まっていません．本書では，医療分野で行われる人間を対象とした研究全般を「医療研究」*と呼んでいます．そのような研究に用いる統計学という意味で，「医療統計学」と呼ぶことにします．

　統計学は，程度の差こそあれ，どの学術分野においても必須の学問になりつつあります．情報が大規模化，複雑化した現代社会にあって，広汎な統計リテラシーを身に着けることが求められているのです．医療分野においても，統計ソフトが普及してきた 1990 年代以降，研究における統計学の役割は急速に変化しました．統計学習の重点は，かつて多くの時間が費やされた解析理論や数値計算から，以下のような能力を身に着けることへと移りつつあります．

> ・自分のデータに合った解析手法が選択できる．
> ・統計ソフトが出力した結果を正しく解釈できる．
> ・解析結果から研究の結論を導き出して，分かりやすく報告できる．

▶医療研究の特殊性と統計学

　医療分野の統計学には，対象として人間を扱うことに伴う特有の問題があります．人間を対象とする分野は，心理学や教育学など他にもありますが，通常，科学的な興味から自主的に研究に参加し，研究目的を理解し，研究者の指

＊基礎研究と区別する際には「臨床研究」という用語を用いるが，内容はほ
　ぼ同じである．

示に従い，可能な限り協力してくれることを期待できる人々を対象としています．

　一方，医療分野では，自らの意思による参加であっても病気というハンディキャップを背負い，他に方法がないため新しい知見に一縷の望みを託して，あるいは，自分がその研究の利益を受けることができなくても同じ病気に苦しむ患者のために参加する被験者もいます．倫理上，被験者の意思や利益の方が優先されますから，研究者は極めて制限された条件下でデータ収集をしなければなりません．

　そのようなデータを統計解析しても，結論が曖昧になり，時には誤った結論を導いてしまうことさえあります．これがさらに別の倫理的な問題を引き起こします．健康・医療情報を利用するのは，研究の統計学的な脆弱性を知っている専門家だけではないからです．研究者が発信した不正確な情報を，知らずに，場合によっては，意図的に利用する人たちや，それを鵜呑みにしてしまう患者や健康関連商品の購買者があることにも留意しておかなければなりません．

> 対象として人間を扱う医療分野の研究において求められるデータ収集の制限は，統計学的見地から大きなマイナス要因になる．医療現場の特殊性や研究の統計学的な脆弱性を知った上で，医療情報を利用しなければならない．

4　　1 医療研究を始めるためにまず知っておくこと

1.2　医療研究のデータとは

▶医療分野のデータの特徴

　生理学的測定や生化学的検査，運動能力測定，評価スケールを用いた感覚や意識，知能の検査，日常生活活動（activities of daily living, ADL）や，生活の質（quality of life, QOL）の評価……，医療分野では，高度な機器で測った数値データからアンケート調査の○×式回答にいたるまで，対象から情報を引き出せそうなものなら何でもデータとして収集できます（**表1-1**）．

　臨床の現場で用いられているデータは，患者の状態を正しくとらえて記録し，治療効果を高めることを目的として採られたものです．簡便で誰でも測定できることや，臨床的に利用しやすいことが，データの精度より優先されることもあります．

> 臨床データを研究データとして利用する場合には，属性や精度の違いに十分な注意が必要である．

　一般に機器測定により得られた数値データは，客観的，かつ，定量的であり，精度の高い情報と見なされていますが，その本質は測定基準にあります．機器により測定される物理的な量には世界中どこでも通用する厳密に定義された基準が決められており，測定機器を適切に較正すれば，精度，すなわち，誤差（error）の最大値が求まるということで測定値の信頼性が確保されています．

　人間を対象とする研究の特徴は，曖昧さの原因とも言える「心」の問題が大きな要因となりうることです．教育学や心理学分野では，機器により測定できる領域が限られているため，伝統的に，学力やパーソナリティ，適性などを測定するための主観的評価スケールの作成に多くの時間と労力が費やされ，計量心理学的な見地からデータの信頼性や妥当性が検定されてきました．

　一方，機器測定を重視してきた医療分野では，相対的に，主観的なデータが

1.2 医療研究のデータとは   5

表 1-1 データの属性

連続量（continuous data）

　数値データ（numerical data）であり，以下のような尺度で測定されている.

- ・比尺度（ratio scale）：重さ，長さ，濃度など，2つの数値の比および差をとることができ，数字の0が絶対的なゼロ点を示す.
- ・間隔尺度（interval scale）：温度や知能指数など，2つの数値の差をとることができるが，比は意味をもたず，数字の0が絶対的なゼロ点ではない.

離散量（discrete data）

　個体数や回数などの数値データ（整数）や，数量的には測れないカテゴリデータ（categorical data）がある. カテゴリデータには順序の有無により以下のような尺度がある.

- ・順序尺度（ordinal scale）：健康状態（非常に悪い，悪い，普通，良い，非常に良い），尿糖（＋＋，＋，±，－）など，データの順序には意味がある. 順序カテゴリデータ（ordered categorical data）と呼ぶ.
- ・名義尺度（nominal scale）：性別（男，女），生死（生存，死亡），疾患名（循環器疾患，呼吸器疾患，消化器疾患）など，データには順序がない. 2つのカテゴリで表されている場合は2値データ（binary data）と呼ぶ.

軽視される傾向があることは否めませんが，痛みや不安感，日常生活活動（ADL），患者の生活の質（QOL）などの主観的な事象を客観的にとらえる必要があるという認識が徐々に高まってきています. それぞれの専門分野において長い年月をかけて標準となっている評価スケールの適切な使用，さらに，医療分野で必要な新たな評価スケールの作成能力が求められています.

(参考文献 14)

▶データ収集

　研究の進行に従って，データ収集の仕方が変化します.

　研究の探索段階では，試行錯誤しながらデータを収集することが多いので，結果が蓄積するにつれて最初に立てた研究仮説は少しずつ修正されていきます. 自ら測定したデータであれ，既存のデータベースから得たものであれ，興

味のあるデータに注目する前に，まず手にしたデータ全体をじっくり眺めて，研究目的をより明確にし，利用できる測定項目を慎重に選んでゆく作業が必要です．

　本格的にデータの収集を始める前に，研究を正しくデザインしなければなりません．データに系統誤差（☞ p.13）がないこと，これが統計学を用いるための前提条件です．研究デザインが不適切だと，データに系統誤差が生じ，いくら統計学的に正しく解析しても意味のある結論が得られないばかりか無用な混乱を引き起こすだけです．

　最終的な研究仮説が決まったら，しっかりとした研究デザインの下，できるだけ途中で変更を加えずに，仮説の統計学的な証明を行うためのデータを集めます．

　本書では，架空の「臨床試験 X」から得られたデータを解析します．4 章，5 章，および，6 章では，**表 X**（巻末に掲載）のデータの一部を数値例に使用しています．

　変数 No.③年齢，⑦検査値 T1，⑧検査値 T2，⑨検査値 S は連続量（数値データ）です．その他は離散量であり，その中で，⑤評価 1 および⑥評価 2 は5 段階のスケールを用いてとられた「順序カテゴリデータ」です．①群は投与薬剤により 3 つの群に分けられていることを表す「順序のないカテゴリデータ」です．②性別と④効果（薬剤の有効性を表す）は「2 値データ」です．

　どんな属性のデータであっても統計学的に解析することができますが，属性に合わせて統計手法を選ぶ必要があります．データの収集段階で，おおよその解析計画を立てておきましょう．

1.3 医療研究の倫理

　対象として人間を扱う医療分野の研究は，極めて制限された条件下で行わなければなりません．被験者に対する倫理的配慮は統計学的見地からマイナス要因となる可能性がありますが，それ以上に問題とされるのは，非科学的な研究を行い，被験者や社会に多大な負担をかけることです．

　医療研究の倫理は，研究者としての「心構え」という程度を超えて，現在では「規則」と呼んだ方がいいくらい厳しいものになっています．うっかり研究し始めてしまうと，もはや研究とは認めてもらえません．どこにも発表の場がなくなり，当然，論文を投稿しても査読さえ受けられずに門前払いをされてしまいます．

　研究を始める前に，医療分野の研究に求められている倫理とは何かを知っておきましょう．

▶ヘルシンキ宣言

　人間を対象とする医療研究（個人を特定できるヒト由来の，試料およびデータの研究を含む）の倫理に関して大もとになっているのが，1964 年に採択された世界医師会（World Medical Association）による倫理的原則，ヘルシンキ宣言（Declaration of Helsinki）*です．

　時代に合わせ改訂や追記が重ねられており，最新版（2013 年）は 37 項目からなっています．被験者の生命，健康，尊厳，自己決定権，個人情報の秘密を守るため，インフォームド・コンセントに対する配慮や，研究と利害関係をもたない独立した第三者によるプロトコール（研究デザイン，対象，リスク・ベネフィットなど）に関する評価の必要性，研究の登録と結果の公開の義務などについて書かれています．

＊ヘルシンキ宣言　（http://www.med.or.jp/wma/helsinki08_j.html）.

ヘルシンキ宣言に示された倫理規範や，日本の個人情報の保護に関する法律（2003 年 法律第 57 号）に基づき，研究者等が遵守すべき事項を定めた「人を対象とする医学系研究に関する倫理指針（2014 年）」が示されています．その他，ヒトゲノム・遺伝子解析研究や，遺伝子治療臨床研究などに関する指針が発行されています[*1]．

▶施設内審査委員会

施設内審査委員会（Institutional Review Board, IRB）とは，その研究に直接関係する者から独立した第三者によって，研究の是非を施設毎に審議する会議のことをいいます．IRB の最も重要な任務は，被験者の権利と安全を守ることです．さらに，非科学的な研究を行うことは被験者や社会に負担をかけることになり非倫理的であるという観点から，研究の科学的根拠も厳格に審査することが求められます．

▶利益相反の記載

利益相反（Conflict of Interest：COI）[*2]とは，具体的には，外部との経済的な利益関係（研究資金の提供など）によって，公正かつ適正な判断が損なわれるのではないかと第三者から懸念されかねない事態をいいます．公正かつ適正な判断が妨げられるとは，データの改ざん，特定企業の優遇，研究を中止すべきであるのに継続するなどの状態が考えられます．

研究の公表の際には利益相反をすべて開示する必要があります．研究資金の受け入れを完全に禁止するのではなく，お金の流れと研究の独立性を保つことができるような仕組みを作り，それを公開することが必要とされています．

▶臨床研究の事前登録

人間を対象とする研究を行う医療研究者は，研究の結果を一般に公表する倫

＊1 www.mhlw.go.jp/stf/seisakunitsuite/bunya/hokabunya/kenkyujigyou/i.../index.html

＊2 臨床研究の利益相反に関する共通指針（http://square.umin.ac.jp/endocrine/hottopics/1jismcoi_shisin.pdf）

理的な義務を有しています．ヘルシンキ宣言には「消極的結果および結論に達しない結果も，積極的結果と同様に，公刊または他の方法で一般に公表されるべきである．」と書かれています．

　積極的結果が出た研究は発表されるが，消極的結果は葬り去られやすいことから生じる出版バイアス（publication bias）を防ぐという観点から，国際医学雑誌編集者委員会（International Committee of Medical Journal Editors, ICMJE）のメンバー各誌は，掲載を考慮する条件として，公的な試験登録システムにおける登録を義務づけています．これを受けて，日本では，2009 年 4 月以降，すべての「介入研究」を，研究開始前（最初の被験者に接する前まで）に，厚生労働省が指定しているいずれかの登録先*に事前に登録することが義務化されています．

＊大学病院医療情報ネットワーク（http://www.umin.ac.jp），日本医薬情報センター（http://www.japic.or.jp），日本医師会治験促進センター（http://www.jmacct.med.or.jp）

10   1 医療研究を始めるためにまず知っておくこと

1.4 | 基本的な統計用語

　医療研究を計画する段階で知っておかなければならない基本的な統計用語の中には，同じ言葉を日常用語として曖昧に用いているために，混乱を招き，統計学を必要以上に難しく感じさせてしまうものがいくつかあります．本項では，そのような統計用語を，できるだけ難解な言葉や数式を用いず，医療研究者の日常感覚に近い言葉で説明します．

[1]　母集団と標本

　標本（サンプル）もそのような言葉の1つです．統計学における標本は，母集団と一対にして定義しなければならない難解な用語です．卵とニワトリの例のように，母集団と標本の定義は互いに循環しています．

基本的な統計用語

　母集団（population）：標本の抽出母体となる，調査すべき全対象（のデータ）
　標本（sample）：母集団から選ばれた調査対象（のデータ）

▶有限母集団

　母集団と標本を身近に感じさせてくれるのがアンケート調査や抜き取り検査です．

例

1. 選挙の出口調査

　　　母集団：その選挙の投票に行った人全体

　　　標本：出口調査でアンケートに答えた人

2. 製品の品質管理のための抜き取り検査

　　　母集団：一定の期間にその工場で作られた全製品

標本：抜き取り検査に用いられた製品

どちらの例も母集団を形成している個体数はかなり多いとはいえ，有限で，はっきりした実体があります．これを有限母集団（finite population）と呼びます．

観察的研究（☞ p.20）の多くは有限母集団からランダム抽出（☞ p.27）した標本調査です．しかし，医療研究では，特定の疾患を持つ患者全体を母集団として標本抽出を行うということはほとんど不可能です．病院の窓口を通して訪れる患者というのは病院の規模や専門性，評判などを判断材料として自由意志で集まった，かなり偏った集団です．特定の医療機関で得たデータ（標本）から，普遍的な情報を引き出すのは容易なことではありません．医療研究では，研究をデザインする段階で，偏りを最小限に抑えるさまざまな手段が使われています（☞ p.26）．

▶無限母集団

一方，実験的研究（☞ p.24）においては，本来の意味での母集団や標本は存在しません．そのかわり，理論的に，無限回の実験を繰り返して得られるデータの集合である無限母集団（infinite population）というものを定義します．現実に得られたデータはその母集団からの標本ということになります（図1-1）．標本を生んだ母なる集団という言葉とは逆に，繰り返し，標本（データ）をとり続けることによって，むしろ標本が作り上げたかのように見える架空の母集団を考えなければならないことが，実験的研究を行う研究者が統計学を難しいと感じるもう1つの原因のように思えます．

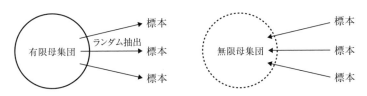

図1-1　有限母集団と無限母集団

[2] 真の値

　対象から引き出されるさまざまな情報の「真の値」（true value）は神のみぞ知る値です．もしそれが分かっているなら，測定も統計学も不要です．

▶1個体の「真の値」

　ひとまず，石ころのような物体の重さを測ることを考えてみましょう．測定の前に，まず，実際の計量に用いるよりも誤差の少ない（精度の高い）方法で測定された標準品を何回か測定して機器を較正しておきます．きちんと較正された機器を使っても，1つの石を何度も測定するとその度に値が異なります．1個体を複数回計測した時に見られる誤差を測定誤差（measurement error）と呼びます．何回か測定して平均値を求め，便宜上，これを「真の値」と見なして，測定値のばらつきの程度から測定誤差を見積もります．

　医療研究における測定対象は生体，もしくは生体由来の物質です．生体測定では，誤差の要因は測定誤差だけに止まりません．例えば，体重は1〜2kg程度の日内変動があります．血圧測定となると，どんな場所で，どの時間帯に，どんな姿勢で測定するかなどによって大きく変化するので，「白衣高血圧」や「仮面高血圧」などという現象が見られます．生化学検査に供される生体物質は，体外に出た瞬間から体内とは異なった条件下に置かれることになりますので，検査試料の採取方法や保存状態などにより測定値が大きく変わってしまう場合があります．

　生体測定で「真の値」を推定するには，統計学を用いる以前に，十分な専門分野の知識が必要です．

▶集団の「真の値」

　複数の個体を扱う場合にも誤差という概念が用いられます．大規模な健康調査を考えてみましょう．例えば，体重に関して，すべての調査対象を測定できたと仮定します．個々の値は異なっていますが，集団としてとらえる場合（例えば，日本人1歳女児の体重），全員の体重の平均値を求めて，便宜上，これ

をその母集団の体重の「真の値」と考えます．

調査対象の数が多い場合，全員からデータを得ようとしても必ず欠測値が出るので，通常，何らかの方法で標本を抽出して測定する方法がとられます．すると，母集団における体重の「真の値」と，標本（実際のデータ）から算出した平均値との間に，多かれ少なかれ，ずれが生じます．このずれは，誰が調査対象として選ばれたか（あるいは，誰が調査から抜け落ちたか）によって生じます．このような誤差を，標本誤差（sampling error）と呼びます．

[3] 誤　差

測定や調査によって得られたデータは，必ず測定誤差や標本誤差を含んでいます．統計学は「情報の不確かさの度合い」を数値化する道具です．しかし，どんな誤差でも統計学で扱えるわけではありません．測定誤差であれ，標本誤差であれ，データが「真の値」とどのような関係にあるかが問題になります（図 1-2）．

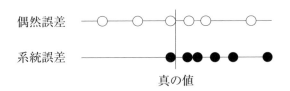

図 1-2　偶然誤差と系統誤差

> 基本的な統計用語
>
> **偶然誤差（random error）**：「真の値」を挟んでどちらの方向にも全くランダム（random）に起こる誤差．統計学的に扱えるばらつき（dispersion, scatter）．
> **系統誤差（systematic error）**：「真の値」のどちらか一方向に偏って起こる誤差．統計学的に扱えないバイアス（bias）．

偶然誤差はあらゆる測定や調査につきまとい，どんなに努力してもある程度以下にすることはできませんが，数値で表すことができる誤差であり，統計学

を用いることによりデータから情報を引き出すことができます.

　一方,系統誤差が含まれるデータからは,正しい情報が引き出せないばかりか,誤った情報による混乱をもたらすことになります.系統誤差に対して統計学は全く無力です.

　系統誤差を発見するには,経験を積んで,データを見る眼を養うしかありません.測定値に系統誤差を発生させる原因となるのは,適切に較正されていない機器の使用,機器の不具合,測定者の熟練度の違い,などが考えられます.信頼性や妥当性の低い調査票の使用,すなわち,質問や回答選択肢の不適切な表現や評価スケールの不適切な目盛り方により誤回答や未回答が生じた状態も系統誤差を生みます.

　目指す研究結果が得られそうな研究対象を恣意的に選択する,十分な根拠もなく特定のデータを除去する,研究の途中で脱落する被験者が特定の群に偏っている,などの状況も標本誤差の原因となり系統誤差を発生させます.

[4]　確　率

　16世紀頃,サイコロ賭博のように偶然に左右されるギャンブルにおいて,確率的な事象をとらえる必要から,現在の統計学における重要な概念や手法が生み出されたとされています.一見単純に見える確率でさえ,直感とは異なることがあります.統計学における「確率」の考え方を身につけるにはある程度の訓練(ギャンブラーとしての,という意味ではありません.念のため…)が必要です.

基本的な統計用語

　ある事象の**確率**(**probability**)とは,事象の起こりやすさの程度を0から1の数値で表したものである.すべての事象の確率を足すと1になる.

ちょっと寄り道 1

コイン投げ

確率の説明に必ず登場するコイン投げをやってみましょう．手元に適当なコインがなくても，数枚のコインなら，頭の中で投げてみることができます．

表裏など，2種類の結果のどちらかが必ず起きるような実験を何回もくりかえす時，それぞれの確率がつねに一定であるような実験をベルヌーイ試行（Bernoulli trial）といいます．

歪みがないコインを1つ投げた時，表（あるいは裏）が出る確率は$\frac{1}{2}$です．2つ目のコインを投げた時も，確率は$\frac{1}{2}$ですが，1つ目と2つ目のコインの表（○）と裏（●）の組み合わせは，（①，②），（①，❷），（❶，②），（❶，❷）の4通りあります．

表や裏の枚数は偶然によって決まる値です．このような値を確率変数（random variable）と呼びます．表の枚数を，xとして，表が出る確率，f(x)を計算すると以下のようになります（表1-2）．

同様に，3枚のコインを投げれば，8通りの組み合わせがあり，表の枚数，xと，その枚数が出る確率，f(x)は以下のようになります（表1-3）．

4枚のコインなら，16通りの組み合わせがあります（表1-4）．

コインの数をどんどん増やして，n個のコインを投げて，表がk（k=1, 2, 3, ……n）枚出る確率，f(x=k)を求めると，2項分布（binomial distribution）という確率分布（probability distribution）に従います．

もっと一般的に表現すると，「1回ごとの事象が起こる確率，pが一定であるとき，試行をn回繰り返して，k回事象が生じる確率は2項分布に従う」．2項分布は離散量の代表的な分布型です（図1-3）．

表1-2　2枚のコイン投げ

事象：表の枚数（x）	0	1	2	計
組み合わせの数	1通り（①，②）	2通り（①，❷），（❶，②）	1通り（❶，❷）	4通り
表がx枚出る確率 f(x)	$\frac{1}{2}\times\frac{1}{2}=\frac{1}{4}$	$2\times\frac{1}{2}\times\frac{1}{2}=\frac{1}{2}$	$\frac{1}{2}\times\frac{1}{2}=\frac{1}{4}$	1

表1-3　3枚のコイン投げ

事象：表の枚数（x）	0	1	2	3	計
組み合わせの数	1	3	3	1	8
表がX枚出る確率 f(x)	1/8	3/8	3/8	1/8	1

表1-4　4枚のコイン投げ

事象：表の枚数（x）	0	1	2	3	4	計
組み合わせの数	1	4	6	4	1	16
表がX枚出る確率f(x)	1/16	4/16	6/16	4/16	1/16	1

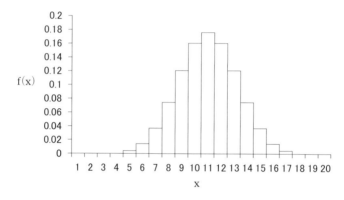

図1-3　2項分布：p=1/2の時，20回試行を繰り返してk回事象が生じる確率

[5]　ランダム

　ランダムとはでたらめのことではありません．「ランダム」を作り出すには，コインを投げる，サイコロを振る，乱数表を使う，など様々な方法がありますが，手間がかからないのは，コンピュータで疑似乱数を発生させる関数を用いる方法です．excelにも *RAND()* や *RANDBETWEEN(最小値, 最大値)* という乱数発生関数があります（☞ p.37）．関数である以上，アルゴリズム（演算手続き）がわかれば出る値が予測できるので本当の乱数ではありませんが，医療研究をデザインする際には，十分な管理の下で，ランダム抽出やランダム割り付けに用いられています（☞ p.27）．

> 基本的な統計用語
>
> **ランダム（random）**：次に起きることが，それ以前に起きたことと全く無関係に起きること．無作為，偶然，あるいは，確率的ともいう．

2 医療分野の研究デザイン

18 [2] 医療分野の研究デザイン

2.1 | 研究デザインの分類

　研究のスタート時点では，試行錯誤しながら小規模な研究を行い，結果が蓄積するにつれて最初に立てた研究仮説を少しずつ修正していきます．このような研究を探索的研究（exploratory study）と呼びます．探索段階の研究は，通常，統計手法を用いないか，あるいは，記述統計（☞ p.56）のみを用い，対照（control）との比較は行わない記述的研究（descriptive study）です．

　探索的研究を積み重ねて最終的な研究仮説が決まったら，規模を拡大して，研究仮説の統計学的な証明をしなければなりません．そのような研究を検証的研究（confirmatory study）と呼びます．比較の対照を設けて，推測統計の手法（☞ p.70）を用いて行う分析的研究（analytical study）が中心になります．事前にしっかりとした計画を立て，できるだけ途中で変更を加えずに研究を進める必要があります．

　医療研究における分析的研究の多くは，因果関係（cause-and-effect relationship）を求めることを目的にしており*，実験的研究（experimental study）と観察的研究（observational study）に分けられます．

　実験的研究では，研究者が対象にどのような処置（原因）を行うかを制御できますから，アウトカム（結果）は明瞭です．一方，そのような制御が行われない観察的研究では，原因が先，結果が後という関係が判別できるデザインかどうかによってエビデンスレベルが異なります（**表 2-1**）．

　特定の要因や介入が特定のアウトカムと関連があるかどうかということは統計学的に示すことができますが，因果関係を証明するには，①関連の強さに加

─────────────

　＊因果関係を求めない研究もある．例えば，診断法の有用性（感度や特異度など）を求める研究（☞ p.201）や，ある標本がどのグループに属するかを調べる研究，標本の中から等質なものをグループ化する研究など（☞ p.186）．

2.1 研究デザインの分類 19

表 2-1 因果関係を求める医療研究のデザインの分類

（表の下の方ほどエビデンスが強い）

記述的研究 （主として探索的研究として行われる，対照がない）
　　　　　例 症例報告，症例集積研究，特定地域の健康調査など
分析的研究 （主として検証的研究として行われる，対照がある）
　観察的研究 （対象を制御せず，聞き取り調査や健康診断のみを行う）
　　横断的研究 （時間の要素がない）
　　　　　例 有病率や検査値の群間比較，相関関係など
　　縦断的研究 （時間の要素がある）
　　後向き研究 （スタート時点で「結果」が得られている）
　　　　　例 ケース・コントロール研究，後向きコホート研究など
　　前向き研究 （スタート時点で「結果」が得られていない）
　　　　　例 前向きコホート研究など
　実験的研究 （対象を制御し，薬剤の投与や処置などの介入を行う）
　　　　　例 臨床試験など

えて，②時間的順序の合理性，③量 - 反応関係，④生物学的妥当性（現時点での科学的知見に照らして合理性があるか），⑤知見の一貫性（先行研究の結果と一致しているか）などが必要です．

　表 2-1 では，主として②の観点から，原因が結果に先行していることがわかる研究デザインの方が信頼性が高いことを示しています．

20 2 医療分野の研究デザイン

2.2 観察的研究の代表的デザイン

　観察的研究は疫学研究（epidemiologic study）とも呼ばれています．時間的要素の有無により横断的研究（cross-sectional study）と縦断的研究（longitudinal study）に分けられます．

[1] 横断的研究

　調査時点の情報を収集する実態調査研究です．因果関係をはっきりさせられないため，変数（データ）間の関連性（association）の有無のみを議論します（図 2-1）．

現在

予測因子の有無（原因？）
アウトカムの有無（結果？）

研究スタート時点

◎ 1 時点での調査のみ

図 2-1　横断的研究

例　健康診断時に血圧を測定し，現時点での食事の内容を聞き取り調査して関連性を探る．

[2] ケース・コントロール研究

　後向き研究（retrospective study）は，研究をスタートさせた時点で「結果」を先に手に入れてから，過去にさかのぼってその「原因」を探る縦断的研究です．前向き研究に比べて時間や費用がかからないという利点がありますが，前向き研究では見られないさまざまなバイアスが入り込む危険があるので，研究の各段階で細心の注意が必要です．

　ケース・コントロール研究（case-control study）は後向き研究の代表的なデザインです．症例・対照研究とも呼ばれます．疾患などのアウトカムが研究のスタート時にすでに起きている患者，ケース（case）と，他の条件ができるだけ似通っているがそのようなアウトカムが起きていない対照，コントロール（control）を選び出し，その「原因」になっていると思われる予測因子を探ります（図2-2）．

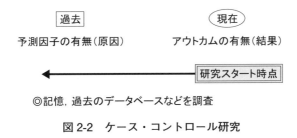

図2-2　ケース・コントロール研究

例　健康診断時，あるいは，医療機関で募集した高血圧患者と対照者（正常血圧者）から，過去10年間の食事内容を聞き取り調査し，高血圧の原因（あるいは，血圧を低下させる）と思われる食品成分を探る．

[3] 前向きコホート研究

　前向き研究（prospective study）は，スタート時点ではまだ「結果」が得られていない縦断的研究です．その代表的なデザインが前向きコホート研究（prospective cohort study）です（図2-3）．要因・対照研究とも呼ばれます．前向き研究の強みは，後向きの研究で問題とされるバイアスの入る余地がないことです．一方，欠点はいつ起こるかわからない「結果」を追い続けなければならないため，研究期間が長く，労力や費用がかかることです．特に，稀なアウトカムの調査には不向きです．

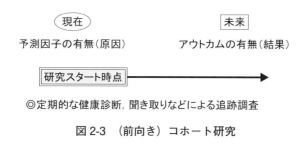

図2-3　（前向き）コホート研究

例　健康診断時に正常血圧の受診者から現時点での食事内容を聞き取り調査し，高血圧の原因となる（あるいは，血圧を低下させる）可能性のある食品成分の摂取量の多い群と少ない群に分けて，長期間にわたって血圧の追跡調査する．

[4] 後向きコホート研究

　近年，多くの医療施設でカルテやレセプトの電子化が進み，検索機能によって必要なデータを抽出することができるようになり，研究データとしての二次利用が可能になってきました．このような医療情報は特定の研究目的のために収集されたデータに対してリアルワールドデータ（real world data：RWD）と呼ばれています．カルテやレセプトをデータソースとして，検索・抽出した患

者全体を対象集団とする後向きコホート研究（retrospective cohort study）というデザインにすることができます．先に「結果」が得られているという点はケース・コントロール研究と同じですが（**図 2-2**），「原因」にあたる因子を被験者からの聞き取り調査ではなく，データベースから得るため想起バイアスや報告バイアスを避けることができます．

RWD はあくまでも一次目的のために収集されたデータなので，そのままでは研究に利用できないもの（例：保険請求に関するデータベースには，実際の診断に依らずに記録上，何らかの診断名が付いている）や，施設内でリンクしている複数のデータベース間で用語やコードが標準化されていないと対象集団（例：特定の期間に特定の薬剤を処方されたすべての患者）を検索・抽出できないといった限界もありますが，臨床現場における処方の実態や有効性，安全性を知る手がかりとして多くの分野で RWD 活用の期待が高まっています[*1]．

例 医療機関のカルテから，治療法 A あるいは治療法 B を受けた特定の疾患を有する患者を抽出し，その後一定期間カルテにより，検査データなどを追跡調査する[*2]．

[*1] 〈参考資料〉 日本製薬工業協会 医薬品評価委員会 データサイエンス部会：データベース研究入門（2015）（http://www.jpma.or.jp/medicine/shinyaku/tiken/allotment/pdf/rwd.pdf）

[*2] 対象が医療機関で受けた治療は研究者とは別の医療者によって行われており，研究者がその患者を制御し介入したわけではないので，「治療法」は，通常の疫学研究における「食事」などと同様に，疾患（の治癒や増悪）に影響する暴露因子として扱われる．

2.3　実験的研究の代表的デザイン

　実験的研究の中で，人を対象とする研究は介入研究（intervention study）とも呼ばれます．その中で，病気の治療，診断，予防を目的として，薬物や手術，食事療法などの介入を行う研究を，臨床試験（clinical trial）と呼びます．さらに，その中で，新しい治療法に関して，国からの承認を得ることを目的に行う臨床試験を「治験」と呼んでいます．

　比較の対照を設けて，ランダム割り付け（☞ p.28）を行う信頼性の高い臨床試験をランダム化比較試験（randomized controlled trial, RCT）と呼びます．以下のような研究デザインがよく用いられます．

[1]　パラレルデザイン（parallel design）

　被験者を，それぞれ異なる処置を行う2つ以上の群に，ランダムに割り付けます．各群に対して，処置を並行して実施し，処置の効果を群間で比較します（図2-4）．

　例　被験者を2群に分けて，対照薬と試験薬の効果を比較

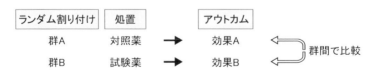

図2-4　パラレルデザインのランダム化比較試験

[2] クロスオーバーデザイン（crossover design）

　対象が処置を受ける順序（対照薬→試験薬／試験薬→対照薬など）をランダム化することによって，順序によるバイアスを除きます．各被験者に対して，一定の洗い出し期間（washout period）を置いて2つ以上の処置を行い，処置の効果を同一被験者内で比較します（図2-5）．

　例　各被験者に対照薬と試験薬を順に投与して効果を比較

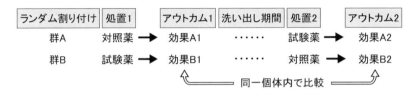

図2-5　クロスオーバーデザインのランダム化比較試験

2.4 バイアスの回避手段

[1] さまざまなバイアス

　系統誤差（バイアス）の中で，統計学的に最も深刻な影響をもたらすのは選択バイアス（selection bias）です．研究者なら誰でも，少々迷惑な要求も聞き入れて協力してくれそうな，あるいは，目指す結果が出そうな都合のよい対象だけを選びたいという欲求があります．研究のどの段階でも，時には無意識に，選択バイアスを発生させてしまう危険に備える必要があります．

　選択バイアス以外に，情報バイアス（information bias）と呼ばれる，研究の信頼性を損ねてしまいかねないバイアスが多数知られています．聞き取り調査に伴う情報バイアスとしては，アウトカムが起こっている人（ケース）の方が質問に対して真剣に考えるのでよく思い出す想起バイアス（recall bias）や，その内容を報告すべきだと考える確率が高くなる報告バイアス（reporting bias），アウトカムの有無により，質問者の対象に対する態度が変わり，引き出された答が偏ってしまう面接バイアス（interviewer bias）や，プライバシーに関わる，不快な質問に対して正直に答えない無告知バイアス（non-reporting bias）などが知られています．

　情報バイアスはいずれも心理的要素を含んでおり，経験を積んで意識的に回避する以外に使える手段は限られています．

[2] 選択基準と除外基準の設定

　本来，特定の研究から引き出された結論はその研究の対象と同じ特徴を持つ一部の人々にしか当てはまらないものです．しかし，研究者も論文の読者も，医学的，あるいは，常識的に考えて，得られた結論を一般化しようとします．

どの程度一般化できるかを判断する材料として提供されるのが，選択基準（inclusion criteria, eligibility criteria）と除外基準（exclusion criteria）です．研究デザインに関わらず，医療研究全般で行われます．

　対象の性別や年齢を限定するという程度から，疾患の重症度や遺伝的要因，生活環境などにいたるまで条件をつけるといった，さまざまなレベルの基準が考えられます．選択基準や除外基準を厳しく設定すれば，すなわち，できるだけ似た対象を集めれば，研究結果を当てはめることができる範囲が狭まりますが，研究目的とする効果を統計学的に検出するパワーが強まります．逆に，基準を甘くすれば研究結果の一般化はしやすくなりますが，統計学的な有意差が出にくくなるので程よいバランスを考えなければなりません．

　選択基準と除外基準は研究を始める前に厳密に決めておき，基準に合った患者は選り好みせずに，原則的に全員，研究に組み入れなければなりません．

[3]　マッチング

　ケース・コントロール研究（観察的研究）で用いられる方法です．

　ケースは，特定の医療施設などに，特定の期間入院あるいは通院した患者の中から，基準に該当するすべての患者を選び出します．コントロールは，同じ施設において，ケースの条件に当てはまらない患者の中から選び出すことが多いのですが，地域住民や社会集団全体といった大きな母集団，すなわち，一般集団サンプル（population-based sample）として選ぶ場合もあります．選択バイアスを避けるために，性別，年齢，病歴，その他，検定しようとするデータに影響を与えそうな因子が，できるだけ似ている対象同士を対にすることをマッチング（matching）と呼びます．1：1だけでなく，1：複数，複数：複数のマッチングを行うこともあります．

[4]　ランダム抽出

　コホート研究（観察的研究）で用いられる方法です．

　通常，一般集団から選ばれた標本を調査します．このような研究では偏りの

28　**2** 医療分野の研究デザイン

ない対象を選ぶためにランダム抽出（random sampling）が行われます（**表
2-2**）．ランダム化が正しく行われていれば，統計解析により得られた結論は母
集団全体に当てはまります．

表2-2　さまざまなランダム抽出法

---

a. 単純ランダム抽出（simple random sampling）：乱数を用いて抽出
b. 層化抽出（stratification sampling）：集団をあらかじめ性別や年齢階級で層化し
　 ておき，各層からランダム抽出する．
c. 集落抽出（cluster sampling）：要素を個々ではなく，地区や学校単位でひとか
　 たまりとして抽出する方法．
d. 準ランダム抽出（quasi-random sampling）：最初の数字，k をランダムに選び，
　 通し番号をつけた対象を k 番目ごとに選ぶ．

---

[5]　ランダム割り付け

実験的研究で用いられる方法です．

通常，介入をした群としなかった群との間での比較を行いますが，性別や年
齢，疾患の重症度など，研究目的の処置以外の要因，すなわちベースライン特
性（baseline characteristics）が群によって偏っていると研究結果に大きな影
響が及ぶことがあります．

群分けによる偏りを避けるには，対象を各群にランダム割り付け（random
allocation）します（**表 2-3**）．

表2-3　さまざまなランダム割り付け法

---

a. 単純ランダム化法（simple randomization）：乱数を発生し，例えば，偶数なら
　 A群，奇数なら B 群に割り付ける．例数が少ない場合は，群に均等に割り付け
　 ることができない．
b. ブロックランダム化法（block randomization）：一定のサイズの置換ブロック
　 （permuted blocks）を用いて，各群に同数ずつ割り付ける方法．　例えば，ブ
　 ロックサイズ=4 の場合，ブロック内での割り付けの順序として，「AABB，

ABAB, ABBA, BBAA, BABA, BAAB」の6通りある. 4人ずつまとめて, サイコ
ロを振り, 1なら AABB, すなわち, A群, A群, B群, B群の順に割り付ける.
同様に, 2なら ABAB, 3なら ABBA…….

c. 層別ランダム化法（stratified randomization）：あらかじめ対象を性別や年齢層
に分けておき, 各層内でランダム化を行う. 複数の施設が参加する臨床試験で
は, 施設間差が問題になることがあるので, 施設毎にランダム化を行う.

d. 最小化法（minimization）：層別にランダム化したい因子が多い場合は, 各群に
均等に割り付けるのが難しいため, 被験者を登録する度に, それぞれの層別因
子毎に例数の均衡を図り, かつ, 全体の例数の均衡も考えて, 逐次的に割り付
ける方法. ランダム化よりは, 群により特定の因子の偏りができないようにす
ることを優先する.

[6] 盲検化

介入研究で用いられる情報バイアスの回避手段です.

処置の内容を被験者自身, あるいは医師やデータ解析者が知ってしまうと,
被験者の募集や割り付け, 被験者に対するケア, 被験者の試験治療に対する態
度, 試験結果の評価, 試験治療を中止した被験者のデータの除外などに影響を
及ぼしてしまう可能性があります. これを回避するために, 比較する処置の区
別をできなくする盲検化（blinding）, あるいはマスク化（masking）という手
段が用いられます（表2-4）.

薬剤の効果を比較する試験で, 無処置群を設ける場合は, 外見や味, 匂いな
どから実薬と区別できないような偽薬を意味するプラセボ（placebo）を用い
ます.

表2-4 盲検化（マスク化）のレベル

a. 非盲検化試験（open trial）：被験者, および, 試験治療または臨床評価を行う
担当者の両方が, 処置の内容をあらかじめ知らされている試験.

b. 単盲検化試験（single-blinded trial, single-masked trial）：被験者, あるいは,
データ解析者のいずれか, 一方のみに対して盲検化がなされている試験.

c. 二重盲検化試験（double-blinded trial, double-masked trial）：被験者, および,

30　2 医療分野の研究デザイン

試験治療または臨床評価を行う担当者の両方が，処置の内容を知ることができない試験．

[7]　解析時におけるバイアスの回避

前向きコホート研究や介入研究では，被験者を一定期間追跡する必要がありますが，介入を受けることを拒絶，途中で対象として不適格な要素があることが判明，プロトコールからの逸脱，などの理由で，研究から脱落したり，途中から追跡不能になったりすることがあります．脱落がランダムに発生した場合はバイアスは生じませんが，多くの場合，どちらかの群に偏って起こります．

このような場合，選択バイアスの回避を目的に行われるランダム化（ランダム抽出やランダム割り付け）が破られたことになり，統計学的な解析を行う際に，そのような偏りをどう扱うかが問題になります．

ランダム化比較試験（RCT）では，2種類の解析方法が用いられます（**表2-5**）．両方の解析を同時に行い，両者の結果がほぼ一致すれば問題はありませんが，一致しない場合には保守的なITT分析の結果が重視されます．

（参考文献13）

表2-5　対象集団の異なる解析方法

a. intent-to-treat（ITT）分析：ランダム割り付けを重視する解析方法．いったんある群に割り付けられた人は，介入を受けることを拒否したり途中で脱落したとしても，初めに割り付けられた群に含めて解析する．脱落した人は治療効果などが全く得られなかったことになるので，全体としては治療効果が過小評価される可能性がある．

b. per protocol（PP）分析：最後まで試験に参加した人のみを対象とする解析方法．治療を積極的に受ける人々が治療の恩恵を受けるという現実に近い結果が得られる．ITT分析とは逆に，治療効果が過大評価されがちである．

3 統計解析の準備

3.1 コンピュータの利用

[1] 統計ソフトとは

統計解析は複雑な数値計算なのでコンピュータが不可欠です．excel は表計算ソフトと呼ばれ，統計ソフトではありませんが多くの統計関数が備わっています．本書では基本的な解析手法に関しては excel を用いて計算ができるようにしました．計算式を入力する手間さえ惜しまなければかなり高度な解析もできますが，入力ミスが起こりやすいので統計ソフトの使用をお勧めします．

Excel には「分析ツール（データ分析）」というアドインソフト（最初からexcel に組み込まれているプログラム）がついています．基本的な解析に加えて，連続量データに関しては多変量解析もできますが，カテゴリデータを解析する手法はほとんど含まれていません．本格的な統計ソフト導入の準備として，「分析ツール」を使ってみるとよいでしょう．

市販されている統計ソフトの多くは，含まれている解析手法（巻末の表参照）などにもよりますが数万円から数十万円という高価格であるため，自分のパソコンにインストールしていつでも自由に使うという環境が得られにくいのが難点ですが，R は無料で利用できる統計ソフトです．世界中の R ユーザーが開発したさまざまな機能を持つ R プログラムを「パッケージ」と呼び，CRAN（The Comprehensive R Archive Network）というネットワークで配信しています．

R ではデータの読み込みや，計算，結果の出力などの手順をソフト独特のコマンド（コンピュータに命令する用語）を用いてエディター画面に書かなければなりませんが，「R コマンダー」というパッケージのカスタマイズ機能を利用して，メニューバーやダイアログボックスを用いて操作することができるEZR（Easy R）が作られ，作成者である自治医科大学附属さいたま医療セン

ター血液科教授　神田善伸氏により公開されています．また，CRAN にも正式なパッケージ（RcmdrPlugin.EZR）として登録されています．

4 章以降の数値例では excel による解析と EZR による解析を併記しました．

[2]　統計ソフトを選ぶポイント

統計解析をすべてコンピュータに委ねることはできません．どの統計手法を選択するか，あるいは，出力された結果をどう解釈するかという部分は自分で行う必要があります．新たに統計ソフトを導入する際には以下の点を考慮して選択するとよいでしょう．

1. 〈信頼性〉　統計解析の数値計算を自分で確認しながら行うのはほとんど不可能です．ソフトの作成者を信頼し，ブラックボックスのまま用いることになりますから最も重要なポイントです．
2. 〈含まれる解析手法〉　臨床研究は基礎研究に比べてデザインが複雑になりやすいため，より多くの解析手法が必要になります．特に，交絡因子の調整を行なうためにさまざまな多変量解析が必要です．巻末の「医療研究によく用いられている各種統計ソフトに含まれる主な解析手法」を参照してください．
3. 〈操作の難易度〉　メニューバーやダイアログボックスで最小限の選択を行なえば自動的に結果が得られる簡易な統計ソフトもありますが，研究デザインがその選択肢の範囲に収まらないと利用できません．高度の解析手法を用いることができるソフトは操作法を習得するのに時間がかかります．研究を始める前にソフトに精通しておくという努力も必要です．
4. 〈解説書〉　ヘルプ機能やソフトに付属しているマニュアルだけでは十分な理解が得られません．国内でよく用いられるソフトであれば，初心者向けのさまざまな解説書が市販されているので参考にするとよいでしょう．

（参考文献 11）

34　3 統計解析の準備

3.2 | excel および EZR の使い方

　本書では，特定の統計ソフトに限定せずに数値例が使えるよう，計算はできるだけ表計算ソフト excel の統計関数や，excel に付属している「分析ツール」（データ分析）を用いて行っています．

[1]　データ入力

　一般的な統計ソフトでは，対象を識別する番号（ID）を用いて，同じ対象から得られたデータを横 1 行に並べて入力しますが，excel へのデータ入力にはほとんど制限がありません．縦，横，自由に並べることができます．データを変幻自在に扱えるという点で魅力的なツールですが，excel で「統計関数」や「分析ツール」を利用する際には，関数や解析手法ごとにデータの入力範囲の選び方が異なることに注意して下さい（各手法の数値例参照）．

　収集したデータをまず，excel に入力してデータ探索を行い，最終的な解析は統計ソフトで行うという使い方もできます．**表 X** のデータ（☞巻末）をそのままの形式で excel のワークシートに入力しておけば，統計ソフトへのデータの読み込みが容易にできます（**図 3-1**）．

変数No ID	① 群	② 性別	③ 年齢	④ 効果	⑤ 評価1	⑥ 評価2	⑦ 検査値T1	⑧ 検査値T2	⑨ 検査値S
1	薬剤A	男性	58	有効	4	1	172	123	98
2	薬剤A	女性	52	無効	5	4	184	170	100
3	薬剤A	女性	65	無効	5	4	192	186	90
4	薬剤A	男性	51	無効	5	4	176	170	100
5	薬剤A	女性	65	無効	5	4	195	174	98
6	薬剤A	女性	56	無効	5	3	182	148	98
7	薬剤A	女性	63	無効	5	5	160	152	92
8	薬剤A	男性	49	無効	5	4	160	164	94
9	薬剤A	男性	64	有効	3	2	160	128	85
10	薬剤A	女性	69	有効	4	4	180	165	104
11	薬剤A	女性	65	無効	4	5	180	184	95
12	薬剤A	女性	48	無効	3	2	160	144	96
13	薬剤A	女性	65	無効	2	1	178	138	96
14	薬剤A	女性	61	有効	2	3	160	152	91
15	薬剤A	女性	48	無効	4	5	154	150	85
16	薬剤A	女性	45	有効	3	3	160	142	90
17	薬剤A	男性	68	無効	4	4	186	200	97
18	薬剤A	男性	53	無効	3	4	166	144	94
19	薬剤A	女性	51	無効	4	3	176	154	94
20	薬剤A	男性	48	無効	4	2	172	148	98

図3-1　excel に入力した臨床試験 X のデータ

[2]　本書で用いる excel 統計関数

　本書では以下の関数を利用します．excel 2007 以前のバージョンと互換性のある関数のみを使用しています．

▶「配列」を引数とする関数
　① *AVERAGE(配列)*：平均値（☞ p.37）
　② *MEDIAN(配列)*：中央値
　③ *MODE(配列)*：最頻値
　④ *STDEV(配列)*：標準偏差
　⑤ *MAX(配列)*：最大値
　⑥ *MIN(配列)*：最小値
　⑦ *PERCENTILE(配列, 率)*：パーセンタイル値

▶ P 値を求める関数
　① *NORMSDIST(z)*：標準正規分布における z 以下の確率．
　　　z 値より下側（負の方向）の確率が出力されるので，P 値を求めるには，1−NORMSDIST(z)，または，NORMSDIST(−z) を求める．両側検

定（図 3-2）を行うには，どちらか一方を求めて 2 倍した値が P 値となる．【数値例 5−5 ⓑ】（☞ p.97）を参照．

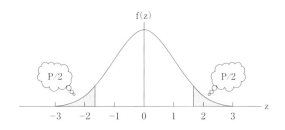

図 3-2　標準正規分布を用いた両側検定

② *TDIST(t, 自由度, 両側／片側の区別)*：t 分布における t 以上（片側の場合），または，−t 以下および t 以上（両側の場合）の確率．
③ *CHIDIST(χ^2, 自由度)*：χ^2 値以下の確率
④ *FDIST(F, 第 1 自由度, 第 2 自由度)*：F 値以下の確率

▶ P 値を求める関数の逆関数
① *NORMSINV(確率)*：標準正規分布の裾からその確率を取り除いた面積になるような z 値を求める．
　　z 値より下側（負の方向）の確率を引数とする．【数値例 5−4】（☞ p.85）を参照．
② *TINV(確率, 自由度)*：自由度, df の t 分布の裾からその確率を取り除いた面積になるような t 値を求める．両側確率を引数とする．【数値例 5−3】（☞ p.83）を参照．

▶ その他の関数
① *COUNTIF(配列, 検索条件)*：指定された配列で，検索条件に一致するセルの個数を求める．【数値例 4−4】（☞ p.66）を参照
② *COMBIN(n, k)*：すべての項目から指定された個数を選択する時の組み合わせの数を求める．【数値例 5−5 ⓐ】（☞ p.93）を参照

③ *RANDBETWEEN(最小値, 最大値)*：指定された範囲（最小値〜最大値）で，一様に分布する整数の乱数を返す．〈ちょっと寄り道3〉（☞ p.73）を参照．

[3] excel 統計関数の使い方

関数により操作方法が異なりますが，例として，*AVERAGE(配列)* を使ってみましょう．

ワークシート上で，結果を出力したいセルを指定し，メニューバーの［数式］→［関数の挿入］を選択すると，［関数の挿入］ダイアログボックスが表示されます．関数名に［AVERAGE］を選択（図3-3）．

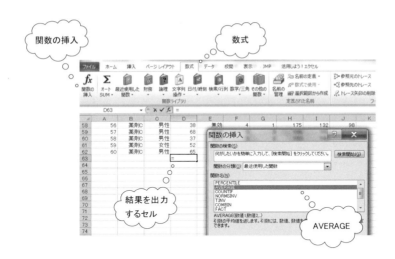

図3-3　［関数の挿入］ダイアログボックス

[関数の引数]ダイアログボックスが表示されます.[数値1]に,ワークシート上の「年齢」の列全体の配列を入力(数値2は使わない)(図 3-4).

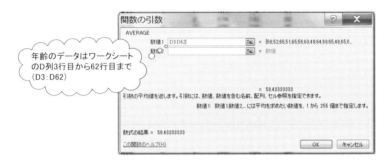

図 3-4　[関数の引数]ダイアログボックス

OKをクリックすると指定した出力先に,「年齢」の平均値が表示されます(図 3-5).

[出力]

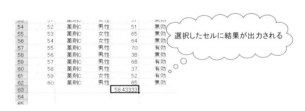

図 3-5　年齢の平均値の出力

[4] 分析ツール（データ分析）の使い方

▶分析ツールの起動

データファイル"臨床試験X"が入力されているワークシート上で，メニューバーの［データ］→［データ分析］*を選択すると［データ分析］のダイアログボックスが表示されます（図3-6）．

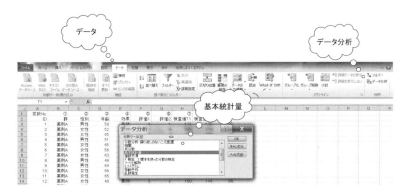

図3-6　［データ分析］ダイアログボックス

▶統計解析の実行

統計関数 *AVERAGE(配列)* を用いて求めた，臨床試験Xの被験者の「年齢」の平均値（☞ p.38）を<u>分析ツール</u>で求めてみましょう．

ダイアログボックスで［基礎統計量］を選択．ダイアログボックスで［入力

---

*メニューバーに「データ分析（分析ツール）」がない場合は，まず，以下の操作を行う．
1. ［ファイル］→［オプション］→［アドイン］→［設定］を選択．
2. ［有効なアドイン］ダイアログボックスが現れる．
3. ［分析ツール］をチェックし，ダイアログボックスを閉じる．

範囲］に「年齢」の列全体を入力*．出力先（結果が出力される位置）を指定．［統計情報］にチェック（**図 3-7**）．

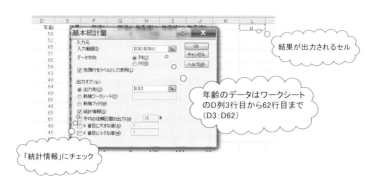

図 3-7 ［基本統計量］ダイアログボックス

OK をクリックすると出力先に，「年齢」の基本的な統計量（平均，標準誤差，中央値など）をまとめた表が表示されます（**図 3-8**）．

[出力]

	年齢
平均	58.43333
標準誤差	1.16089
中央値（メ	59.5
最頻値（モ	65
標準偏差	8.992213
分散	80.85989
尖度	−0.35104
歪度	−0.60567
範囲	35
最小	36
最大	71
合計	3506
標本数	60

図 3-8 「年齢」の基本統計量の出力

---

*変数の名前（この場合は「年齢」）が入った先頭のセルを入力範囲に含める場合は［ラベル］にチェック．

[5] EZR の使い方

▶ EZR のインストール

　自治医科大学附属さいたま医療センター血液科ホームページ（http://www.jichi.ac.jp/saitama-sct/SaitamaHP.files/download.html）からダウンロードできます（図 3-9）．本書では Windows 版（WindowsXP/Vista/7/8/8.1/10 に対応）のみ説明しますが，ホームページには，MacOS，LINUX 版，および CRAN に正式に登録されたパッケージを用いる方法も示されています．

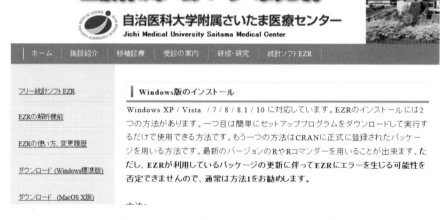

図 3-9　EZR のダウンロードホームページ

3 統計解析の準備

　セットアッププログラム（EZRsetup.exe）をダウンロードし，次へ＞をクリックすると，RおよびRコマンダー，その他の必要なパッケージを含めてすべてインストールされます*（図3-10）．

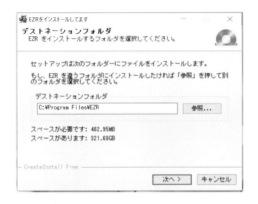

図3-10　セットアッププログラム

＊32ビット版と64ビット版の両方のEZRがインストールされるが，32ビット Windowsでは前者のみ使用可能．64ビット Windowsではどちらを使ってもよい．Windowsのスタートメニューに EZR（32-bit）と EZR（642-bit）のアイコンが作成されるので，使用する方のショートカットアイコンをデスクトップに作成しておくとよい．

EZR を起動するとRコマンダー（図3-11）とR Console（図3-12）の画面が同時に表示されます．

EZR の基本的な操作は，Rコマンダー画面の最上部に並んだメニューの［ファイル］，［編集］，［アクティブデータセット］など，あるいは，その下に並んだデータセットの編集，表示および保存をクリックすることにより始めます．EZR を操作するとスクリプト（プログラム）が自動的に作成されて［出力］ウィンドウに表示されます．［Rスクリプト］ウィンドウは使用しません．

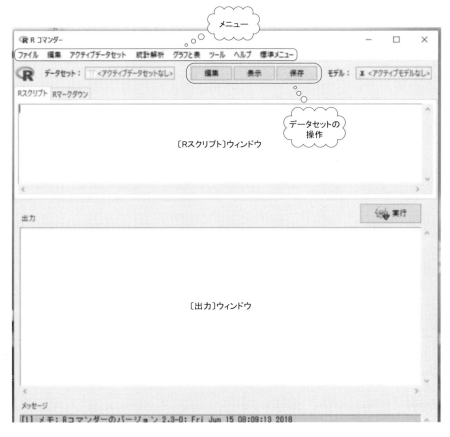

図 3-11　R コマンダー画面

R Console は R を単独で使ってプログラミングをする時に用います[*]．本書では R を単独では用いませんので，これ以降の EZR の操作手順は R コマンダーのみによるものです．

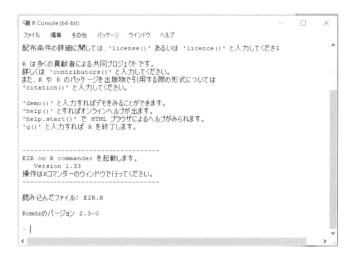

図 3-12　R Console 画面

＊ R Console の＞の後にスクリプト（プログラム）を記述する．

▶データファイルの操作

1) データファイルの読み込み

EZR で作成したデータセットファイルだけでなく，さまざまなファイル形式で保存したファイルを読み込むことができます．

excel 形式[*1]のデータファイル"臨床試験 X"（図 3-1）を読み込むには，R コマンダーの最上部に並んだメニューの［ファイル］→［データのインポート］→［Excel のデータをインポート］[*2]を選択します（図 3-13）.

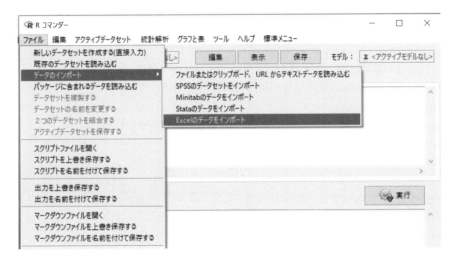

図 3-13　Excel 形式のデータをインポートするためのメニュー操作

---

* 1　excel 2007 および excel 2010 で作成すると，通常，excel ブックというファイル形式（拡張子は .xlsx）で保存される．

* 2　インポートとは，他のソフトで作成したファイルを読み込み側で扱えるデータ形式に変換して読み込むこと．excel 以外のファイル形式（拡張子が .txt や .csv など）のデータセットをインポートする時は，［ファイル］→［データのインポート］→［ファイルまたはクリップボード，URT からテキストデータを読み込む］を選択.

データファイルをインポートする前に，EZR で用いるデータセット名を入力するダイアログボックスが表示されます．適当な名前をつけて，OK をクリック（図 3-14）．これ以降，EZR で"臨床試験 X"を使用する場合は"trialx"と呼びます．

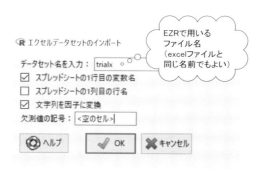

図 3-14　EZR で用いるデータセット名を入力するダイアログボックス

"臨床試験 X"（excel ファイル）が保存されているフォルダーが開きます．ファイルを選択し開くをクリックすると EZR にインポートされます（図 3-15）．

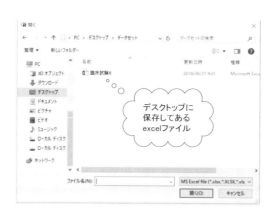

図 3-15　excel ファイルが保存されているフォルダーの操作

2) データファイルの内容の確認

R コマンダーのデータセットの 表示 （図 3-11）をクリックすると，インポートされたデータセット "trialx" の内容が確認できます（図 3-16）.

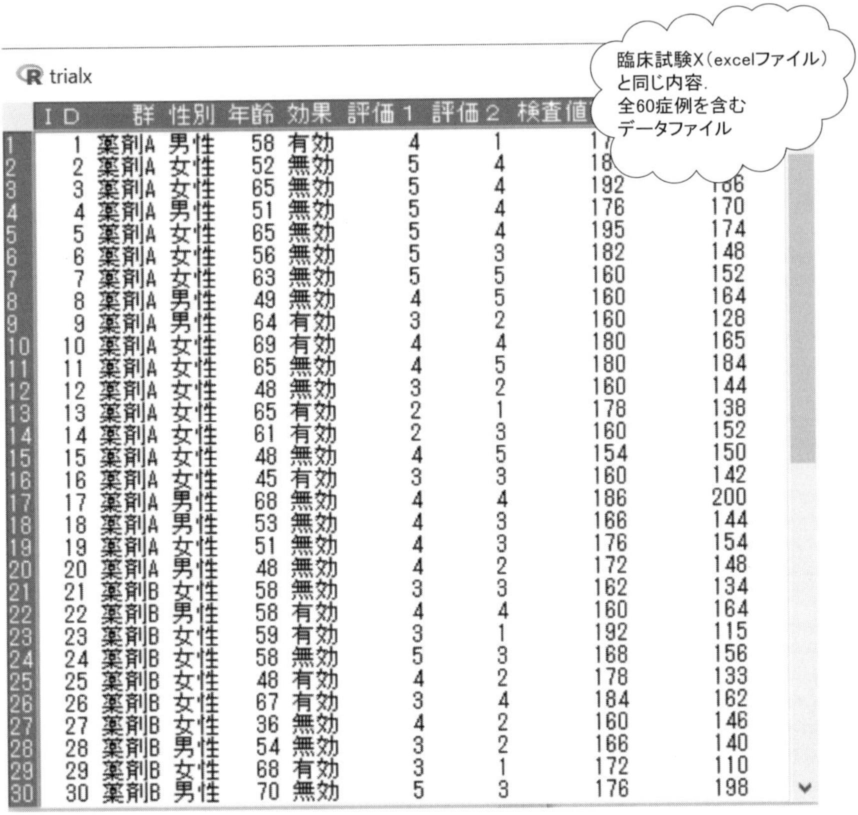

臨床試験X（excelファイル）と同じ内容. 全60症例を含むデータファイル

	ID	群	性別	年齢	効果	評価1	評価2	検査値	
1	1	薬剤A	男性	58	有効	4	1	17	
2	2	薬剤A	女性	52	無効	5	4	18	
3	3	薬剤A	女性	65	無効	5	4	192	166
4	4	薬剤A	男性	51	無効	5	4	176	170
5	5	薬剤A	女性	65	無効	5	4	195	174
6	6	薬剤A	女性	56	無効	5	3	182	148
7	7	薬剤A	女性	63	無効	5	5	160	152
8	8	薬剤A	男性	49	無効	4	5	160	164
9	9	薬剤A	男性	64	有効	3	2	160	128
10	10	薬剤A	女性	69	有効	4	4	180	165
11	11	薬剤A	女性	65	無効	4	5	180	184
12	12	薬剤A	女性	48	無効	3	2	160	144
13	13	薬剤A	女性	65	有効	2	1	178	138
14	14	薬剤A	女性	61	有効	2	3	160	152
15	15	薬剤A	女性	48	無効	4	5	154	150
16	16	薬剤A	女性	45	無効	3	3	160	142
17	17	薬剤A	男性	68	無効	4	4	186	200
18	18	薬剤A	男性	53	無効	4	3	166	144
19	19	薬剤A	女性	51	無効	4	3	176	154
20	20	薬剤A	男性	48	無効	4	2	172	148
21	21	薬剤B	男性	58	無効	4	3	162	134
22	22	薬剤B	男性	58	有効	4	4	160	164
23	23	薬剤B	女性	59	有効	3	1	192	115
24	24	薬剤B	女性	58	無効	5	3	168	156
25	25	薬剤B	女性	48	有効	4	2	178	133
26	26	薬剤B	女性	67	無効	3	4	184	162
27	27	薬剤B	女性	36	無効	4	2	160	146
28	28	薬剤B	男性	54	無効	3	2	166	140
29	29	薬剤B	女性	68	有効	3	1	172	110
30	30	薬剤B	男性	70	無効	5	3	176	198

図 3-16 EZR にインポートされたデータセット

変数の属性（名義データか，数値データか）やデータの値を確認するには，［アクティブデータセット］→［変数の操作］→［データセット内の変数を一覧する］を選択します（図3-17）．

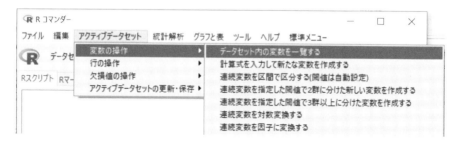

図3-17　アクティブデータセットの変数確認のためのメニュー操作

出力ウィンドウにデータセット"trialx"の変数の属性と最初の10例分（ID1～10）のデータが表示されます（図3-18）．名義データである群，性別，および効果には自動的に数字*が割り振られます（群は薬剤A：1，薬剤B：2，薬剤C：3，性別は女性：1，男性：2，効果は無効：1，有効：2）．

```
> #####データセット内の変数を一覧する#####
> str(trialx)
'data.frame':  60 obs. of  10 variables:
 $ ID      : num  1 2 3 4 5 6 7 8 9 10 ...
 $ 群      : Factor w/ 3 levels "薬剤A","薬剤B",..: 1 1 1 1 1 1 1 1 1 1 ...
 $ 性別    : Factor w/ 2 levels "女性","男性": 2 1 1 2 1 1 1 2 2 1 ...
 $ 年齢    : num  58 52 65 51 65 56 63 49 64 69 ...
 $ 効果    : Factor w/ 2 levels "無効","有効": 2 1 1 1 1 1 1 1 2 2 ...
 $ 評価1   : num  4 5 5 5 5 5 4 3 4 ...
 $ 評価2   : num  1 4 4 4 4 3 5 5 2 4 ...
 $ 検査値T1: num  172 184 192 176 195 182 160 160 160 180 ...
 $ 検査値T2: num  123 170 186 170 174 148 152 164 128 165 ...
 $ 検査値S : num  98 100 90 100 98 98 92 94 85 104 ...
```

図3-18　データセットの変数の属性

＊名義データのカテゴリ（Factor）に与えられた数字は数値データ（num）とは異なり，名義データ間で差や比を計算することはできないなど，統計解析の際の扱いが異なる．

3) データファイルの保存

Rコマンダーのデータセットの保存 (図3-11) をクリックし，"trialx" を適当なフォルダーに保存しておきます（図3-19）．"trialx" はRのオリジナルのファイル形式となり（拡張子は .rda），次回からは［ファイル］→［既存のデータセットを読み込む］で読み込むことができます．

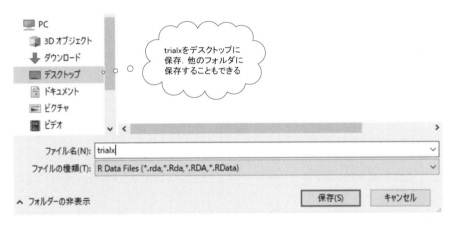

図3-19　データセットを保存するフォルダーの操作

4）データファイルの変更

"trialx"には薬剤投与群が3群（A，B，C）ありますが，その中の一部のデータのみ使用する場合は，統計解析の設定画面で不要なデータ行を一時的に削除する設定をしなければなりません．このような操作を単純化するために，予めデータセットに変更を加えたサブセットを作っておくと便利です．［アクティブデータセット］→［行の操作］→［データセットから特定の行を削除する］と順に選択する（図3-20）．

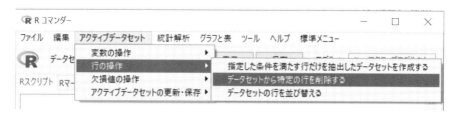

図3-20　アクティブデータセットの行を削除するためのメニュー操作

A群のデータは1～20，B群は21～40，C群は41～60行に書かれています．例えば，A群のデータのみを用いる場合は21～60行（21：60と表記する）を削除したサブセットを"trialxA"として保存します（図3-21）．

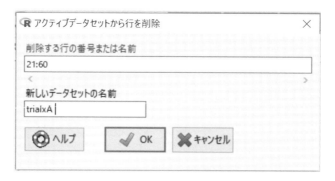

図3-21　アクティブデータセットから行を削除するダイアログボックス

B群およびC群も同様に"trialxB"および"trialxC"として保存します．A群とB群のデータのみを使用する場合はC群の41〜60行を削除したサブセットを"trialxAB"として保存します．

第4章〜第6章では，データセット名が書かれていない数値例はすべて"trialx"（全データ，60行）を使用します．"trialx"以外のデータセットを用いる場合のみ"trialxA"，"trialxB"，"trialxAB"などのサブセット名を表記しました．

データセットの 表示 をクリックすると各サブセットのファイルの内容が確認できます（図 3-22）．

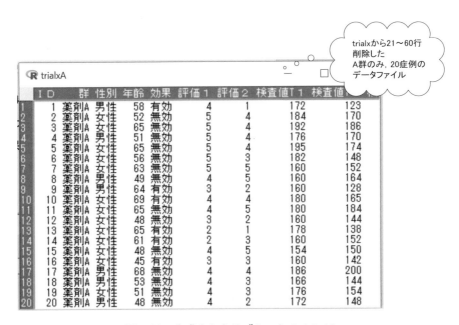

図 3-22 作成されたサブセット"trialxA"

▶統計解析の実行

Excel の分析ツールにより得た被験者の年齢の基本統計量（図 3-8）を EZR で求めてみましょう．

R コマンダーの［データセット］にファイル名"trialx"が表示されていることを確認して，［統計解析］→［連続変数の解析］→［連続変数の要約］と順に選択してクリック（図 3-23）．

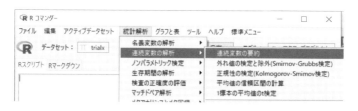

図 3-23　統計解析の連続変数の要約のメニュー操作

［数値による要約］のダイアログボックスが表示されます．変数として年齢を選択し，［平均］，［標準偏差］および［分位点］のチェックはデフォルト（初期設定）のままで[*1]，OK をクリック（図 3-24）．

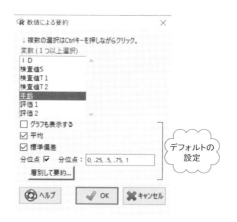

図 3-24　連続変数の要約のダイアログボックス

解析結果[2]は出力ウィンドウに表示されます（図 3-25）.

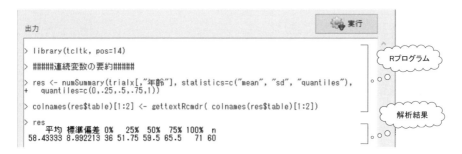

図 3-25　解析結果の出力

---

[1] 4章以降のメニューバーの操作は，[統計解析]→[連続変数の解析]→[連続変数の要約]と表示し，ダイアログボックスは自分で設定する個所のみ示し，デフォルトのままで用いる場合は説明を省略する.

[2] Rのプログラムの計算手順などが書かれているスクリプト（＞の後に書かれている部分）とは色で区別されているが，解析手法によってはスクリプトとスクリプトの間に，複数個所に分かれて結果が出力されている場合があるのでスクロールして確認する必要がある.

解析結果を保存するには，［ファイル］→［出力を名前を付けて保存する］
（図 3-26）．

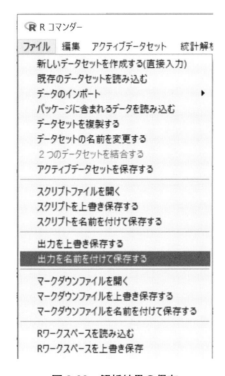

図 3-26　解析結果の保存

4 データ記述のための統計
―記述統計―

4.1　記述統計とは

　収集したデータを統計学的に扱う方法には，大きく分けて，記述統計（descriptive statistics）と推測統計（inferential statistics）があります．

> 記述統計とは，得られたデータを測定項目（変数）ごとに集計し，グラフ
> などを用いてわかりやすく表示すること．

　国勢調査に代表されるような全数調査に近い大規模な調査であれば，記述統計だけで，データが持つ情報を十分に引き出すことができます．医療分野の研究は，データ数がせいぜい数十から数百程度の中小規模の研究が多いので，研究ターゲット集団に関して普遍性のある情報を引き出すには推測統計を用いる必要があります．

　記述統計は，論文の冒頭で，解析に用いた対象者の背景因子（background factor）*などのデータを表にまとめる際に用いられます．研究の初期段階においては，記述統計を活用してデータ全体を探索することで，研究目的をより明確にすることができます．

＊年齢や性別，罹病歴，重症度など，研究対象の集合としての性質．ベースライン特性（baseline characteristics）ともいう．

4.2 連続量の要約

連続量データの記述統計は，①データの全体像を捉える，②データの分布が正規分布か否か調べる，③データを代表する「中心性」の指標，および，④データの散らばりを示す「ばらつき」の指標を求めるという手順で行います．

[1] データの全体像を捉える

連続量データの全体像を眺めるためには，データの出現度数（frequency）をヒストグラム（histogram）として描きます．データの範囲（最小値から最大値まで）を，均等に，5〜15 程度に区切って，棒状に描くのが一般的です．ヒストグラムは隙間を開けずに描きます．

【数値例 4−1】

全被験者の年齢の分布をヒストグラムとして描く．

使用データ

変数 No.	③
ID	年齢
1	58
2	52
3	65
……	……
59	52
60	65

◇分析ツール

「年齢」が入力されているワークシート上に，予め「データ区間」を，上限値として，35，40，45，・・・70，75と入力しておく．［データ分析］ダイアログボックスで［ヒストグラム］を選択．［ヒストグラム］ダイアログボックスで，［入力範囲］に「年齢」の列全体，［データ区間］に区間の列をそれぞれ指定し，［グラフ作成］にチェック（図4-1）．

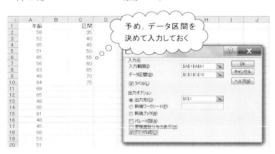

図4-1 ヒストグラムのダイアログボックス

＊1 ヒストグラムは隙間を開けずに描くべきであるが，分析ツールでは通常の棒グラフが描かれる（図4-2）．棒グラフを右クリックし，［データ系列の書式設定］を選択し，オプションで，［要素の間隔］を0％に変更すれば棒グラフの隙間がなくなる．

4.2 連続量の要約   59

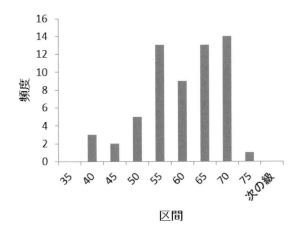

図 4-2　分析ツールによるヒストグラム[*1]

◆ EZR

［グラフと表］→［ヒストグラム］[*2]

ダイアログボックスで［変数］の中から「年齢」を選択（図 4-3）．

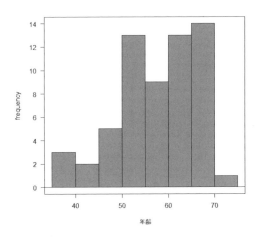

図 4-3　EZR によるヒストグラム

＊2　EZR ではデータ区間が自動設定される．変更したい場合はダイアログボックスで［区間の数］を設定．

[2] データの分布が正規分布か否か調べる

　記述統計では，データの分布が正規分布（normal distribution）に近似できるか否かによって，データの要約方法を変える必要があります．ただし，医療研究で厳密な正規性が要求されることはそれ程多くはありません．通常は，ヒストグラムによる視覚的な対称性の確認だけで十分です．データの範囲の区切り方によって印象が大幅に変わってしまうことがあるので，区間を変えたものも描いてみて比較するとよいでしょう．

　厳密な正規性が求められる場合は，正規性の検定を行います（☞ p.100）.

[3] データを代表する「中心性」の指標を求める

　連続量の分布型がわかったら，次は全データの中でできるだけ中心に位置する代表値を求めます．連続量データ，x_1，x_2，……x_n の中心性の指標としては，以下のような統計量（statistic）がよく用いられます.
1) 平均値（mean）：データの総和をデータ数で割った値．算術平均値（arithmetic mean），あるいは，相加平均値とも呼ばれる.

　　　平均値：$\overline{X}$，データ数：n

$$\overline{X} = \frac{(x_1 + x_2 + \cdots\cdots + x_n)}{n}$$

2) 中央値（median）：大きさの順に並べた時，ちょうど中央にある値.
3) 最頻値（mode）*：もっとも頻繁に出現する値.

─────────────────
＊最頻値は同値のデータ数が少ないと安定した値にならないので，医療研究では，連続量の要約にはほとんど使わない.

ちょっと寄り道 2

正規分布

正規分布 (normal distribution) は，数学者のガウス (C. F. Gauss 1777-1855) の名を冠してガウス分布 (Gauss distribution) と呼ばれることがあります．

ガウスは理論家であるのみならず大量の測量データを解析する仕事も手掛けており，セレスという小惑星を観測した結果から軌道を計算して，約1年後の位置を予測したという業績が知られています．誤差の分布型を調べ，「真の値」を挟んで正負同程度に起こり，絶対値の大きな誤差ほど生じにくく，データの平均値から「真の値」が推定できることに気づいて正規分布を発見したのです．

ガウスが導き出した誤差の法則は，天体の位置という，確かに実在する，1つの個体の測定値に伴う誤差に関するものですが，この法則を複数の個体から得たデータにまで拡張することができるでしょうか？

つまり，各個体から得られたデータの平均値を求めて，便宜上，これをその集団の「真の値」と見なし，個々のデータと平均値との差にも誤差という概念を当てはめた時，データの集合は正規分布に従うと言えるでしょうか？

この問に答えようとしたのが，ベルギーの王立天文台長であり，後に，正規分布を売り歩いた男と呼ばれたケトレ (A. Quetelet 1796-1874) です．当時の医学雑誌に公表されていた5,738人分のスコットランド兵士の胸囲のデータの分布を調べて正規分布に従うことを示したのです．後に行ったフランスの徴集兵の身長の分布の解析に関しては，適合度はそれ程良くなかったにもかかわらず，徴兵忌避の目的でわざと身長を低く申告するといった不正があるためだと強弁し，終には「人間の，そして動植物界のいかなる物質の属性も，精神的な属性でさえも，正規分布に従っている」と主張するに至りました．

今日ではこのような極論は受け入れられないにしても，統計学上，正規分布がもっとも重要な分布型であることは変わりありません．その他の分布も簡単なデータ変換 (data transformation) で正規分布に改変できるからです．例えば，血液中の物質濃度

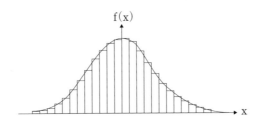

図4-4 2項分布と正規分布の関係

は高値側に裾を長く引く傾向があります
が，対数変換すると正規分布に近似できる
例が多いことが経験的に知られています．
元のデータは対数正規分布（log-normal
distribution）に従っていることになります．

　データ数が多ければ，離散量の代表的な分
布型である2項分布（binomial distribution）
（図1-3 ☞ p.16）も正規分布に近似させるこ

とができます（図4-4）．そのため，正規分
布は連続量だけでなく，離散量の解析にも用
いられてきたのです．正規分布を発見したガ
ウスの年代と比べれば，パスカル（B. Pascal
1623-1662）がサイコロ投げの確率を考える
過程で発見したと言われている2項分布の
方が先だったことが分かります．

（参考文献6）

【数値例4－2】

　　全被験者の年齢の代表値を求める．

使用データ

　【数値例4－1】（☞ p.58）と同じ．

excel　統計関数使用（☞ p.35）
　平均値：*AVERAGE（配列）*=58.43
　中央値：*MEDIAN（配列）*=59.5
　最頻値：*MODE（配列）*=65

✍ **論文を書く時の注意事項**
　正規分布に近似的に従う場合，中央値は平均値とほぼ一致する．
　　⇒代表値として，平均値を用いる．
　正規分布に従わない場合，　中央値は平均値と一致しない．
　　⇒代表値として，中央値を用いる．

[4] データの散らばりを示す「ばらつき」の指標を求める

ばらつきの指標とは，個々のデータが，代表値（中心性の指標）の周りにどの程度散らばっているかを表す値です．中心性の指標として何を用いるかによって使い分ける必要があります．

A. 平均値を中心性の指標とする（正規分布に従う）場合

以下のような統計量があります．標準偏差（standard deviation, SD）がよく用いられます．

1) 偏差（deviation, d）：個々のデータの平均値，$\overline{X}$ からのずれ（単純に足し合わせると必ずゼロになる）．

$$d_i = x_i - \overline{X} \qquad (d_1 + d_2 + \cdots\cdots + d_n = 0)$$

2) 偏差平方和（sum of square, SS）：偏差を2乗して合計した値（データ数が多くなるほど大きくなる）．

$$SS = (x_1 - \overline{X})^2 + (x_2 - \overline{X})^2 + \cdots\cdots + (x_n - \overline{X})^2$$

3) 分散（variance, V）：偏差平方和を自由度[*]，$n-1$ で割った値．

$$V = \frac{SS}{(n-1)}$$

4) 標準偏差（SD）：分散の平方根（データの測定単位と同じになる）．

$$SD = \sqrt{V}$$

1)～4) をまとめて表すと，

$$SD = \sqrt{\frac{(x_1 - \overline{x})^2 + (x_2 - \overline{x})^2 + \cdots\cdots + (x_n - \overline{x})^2}{n-1}}$$

---

[*]自由度（degree of freedom, df）：独立に変動しうる変量の個数である．例えば，平均値の計算では，どのデータもすべて独立しており，どのような値でも取り得る．つまり，自由度＝データ数である．ところが，標準偏差（SD）の計算では，既に求めた平均値を用いるので，全データのうち，最後の1つは，他のデータの値が決まれば必然的に決まってしまう．つまり，自由度＝データ数－1.

64　4 データ記述のための統計―記述統計―

B. 中央値を中心性の指標とする（正規分布に従わない）場合

　以下のような統計量がよく用いられます.

1）範囲（range）：最小値（minimum）と最大値（maximum）の差.

2）4分位範囲（interquartile range）：データを大きさの順に並べて100等分
　　し, 75パーセンタイル値から25パーセンタイル値を引いた値.

【数値例4-3】

　　全被験者の年齢のばらつきを求める.

使用データ

　【数値例4-1】（☞ p.58）と同じ.

excel　統計関数使用

　A. 平均値を中心性の指標とする場合

　　　標準偏差：$STDEV(配列) = 8.99$

　B. 中央値を中心性の指標とする場合

　　　4分位範囲：$PERCENTILE(配列, 0.75) - PERCENTILE(配列, 0.25)$
　　　$= 65.5 - 51.75 = 13.75$

　中心性およびばらつきの指標とヒストグラムの関係は**図 4-5** のようになりま
す.

4.2 連続量の要約　65

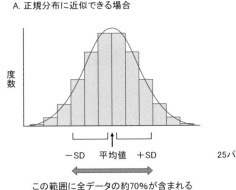
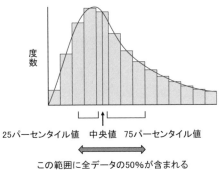

図 4-5　中心性およびばらつきの指標とヒストグラムの関係

　正規分布に近似的に従う場合は，中心性の指標として平均値を用いて，エラーバーを付けた棒グラフ（☞ p.109）や折れ線グラフで表すのが一般的ですが，正規分布に従わない場合は，中心性の指標として中央値を用いて，箱ひげ図（box and whisker plot）を描きます（☞ p.109）．箱ひげ図は正規分布に従うデータに用いることもできます．その場合，中央値を挟んで上下が対称になります．

✍ 論文を書く時の注意事項

中心性とばらつきの指標の報告の仕方
・「平均値±SD」ではなく，「平均値（SD）」と報告することが推奨されている．
　例 平均値（SD）は 58.4 歳（9.0 歳）
・4 分位範囲は「差」を求めず，75 パーセンタイル値と 25 パーセンタイル値をそのまま示すことが多い．
　例 中央値（4 分位範囲）は 59.5 歳（51.8〜65.5 歳）

4.3 | 離散量の要約

　離散量データの記述統計は，①データの各カテゴリの度数を求める，②必要に応じて，各カテゴリの割合を求めるという手順で行います．

[1]　各カテゴリの度数を求める

【数値例4－4】 ....
　　全被験者の男女の人数を求める．
....

使用データ

変数No.	②
ID	性別
1	男性
2	女性
3	女性
……	……
59	女性
60	男性

excel　統計関数使用

　女性：*COUNTIF(配列，"女性")* = 36

　男性：*COUNTIF(配列，"男性")* = 24

[2] 必要に応じて，各カテゴリの割合を求める

【数値例 4−5】

全被験者の男女の割合を求める.

使用データ

【数値例 4−4】 の計算結果を使用.

1) 割合（proportion）* ：特定のカテゴリの数を，全体の数で割った値.

$$女性の割合：\frac{36}{(24+36)} = 0.60$$

$$男性の割合：\frac{24}{(24+36)} = 0.40$$

2) 百分率（percentage, ％）で表すこともできる.

$$女性（％）：\frac{36}{(24+36)} \times 100 = 60（％）$$

$$男性（％）：\frac{24}{(24+36)} \times 100 = 40（％）$$

✍ 論文を書く時の注意事項

　各カテゴリの度数を実数で示し，分母が何を表すか明記する．各カテゴリの割合は，実際のデータの代わりではなく，データを読みやすくするために補助的に用いる.

例 女性は全被験者の 60％（60 人中 36 人）である.

---

*「割合」の分子は分母の部分集団である（☞ p.187）.「比率」も同義語であるが，比（ratio）と混同しやすいので，proportion の訳語としては「割合」を用いるのが望ましい．ただし，本書では，「母比率」や「標本比率」など，汎用されている用語と関係がある個所では「比率」を用いた.

5 データ解析のための統計
―推測統計―

70   5 データ解析のための統計―推測統計―

5.1 | 推測統計で用いる基本概念

[1] 推測統計とは

　医療分野では，データ数が数十から数百程度の中小規模の研究が多いので，記述統計だけでは不十分です．研究ターゲット集団に関して普遍性のある情報を引き出すには，推測統計（inferential statistics）を用いる必要があります．

　推測統計では，データは母集団（population）から抽出された標本（sample）として扱われます（☞ p.10）．多種多様な手法が用いられますが，どのような解析手法を用いても，結果には，必ず，不確かさが残ります．推測の「不確かさの度合」を数値で表すために，区間推定（略して推定）や統計学的仮説検定（略して検定）を行います．

[2] 母数と推定値

　母数（parameter）とは，もし，全てのデータがあったとしたら求まるはずの「真の値」（true value）です（☞ p.12）．母数は，有限母集団の場合は，理論的には，全数調査をすれば求まります．ただし，残らず全て調べ尽くすというのはかなり難しいことです．無限母集団の場合は，文字通り，無限にデータを採り続ければ求まるはずの値が母数です（☞ p.11）．

　現実には，実現可能な範囲で手に入れた標本（データ）から母数を推定することになります．

▶表記法
　母数と推定値（estimate）は，以下のように表記し，区別します．

5.1 推測統計で用いる基本概念 *71*

母数（母集団の値）		推定値（標本の値）	
母平均値	μ	標本平均値	$\overline{\text{X}}$
母標準偏差	σ	標本標準偏差	SD

離散量データの母比率（母集団における割合）とその推定値の関係も同様です.

母数（母集団の値）		推定値（標本の値）	
母比率	p	標本比率	$\hat{\text{p}}$

相関係数（☞ p.164）や回帰係数（☞ p.179）など, その他の統計量に関しても母数と推定値の区別があります.

▶同じ調査や実験を繰り返す

例えば, 一組の（複数の）被験者から何らかの連続量データを得て, その「平均値」を求めたとしましょう.

> 記述統計では,「平均値」は, その集団に固有の値として扱う.
> 推測統計では,「平均値」は, 母集団から偶然選ばれた一組の標本の値として扱う.

同じ母集団から, 別の一組が選ばれていたなら異なった平均値が得られたはずです. さらに, また別の一組を選んだら……（**図 5-1**）. 推測統計では, 同じ調査や実験を何回も繰り返すという仮定をします. 同じ調査や実験を, 誰が, いつ, どこで行っても, 同様の結果が得られるという暗黙の再現性が求められるのです.

> 母集団からの標本抽出を何回も繰り返して, その度に平均値を求めたとしたら, 少しずつ値の異なる標本平均値の集合が得られる. したがって,「標本平均値の分布」というものを考えることができる.

標本平均値はいったいどんな形に分布しているのでしょうか？

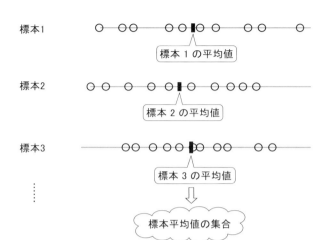

図 5-1 標本平均値の分布型は？

ここで登場するのが中心極限定理（central limit theorem）という統計学の基礎となる定理です．

> データ数が大きければ，母集団の分布型にかかわらず，「標本平均値の分布」は正規分布に従う．

母集団の分布型が何でもいいとは，ずいぶん太っ腹な定理ですね．しかも，この定理の条件はかなりゆるやかで，データ数が10から20程度でも成り立ちます．おおらか過ぎて，却ってどう使えばよいのか分かりにくいかもしれません．母集団の分布型をもう少し限定して，中心極限定理を書き換えてみましょう．

▶正規分布に従うなら……

統計学上，もっとも重要な分布型といえば正規分布です．正規分布は，母平均値，μ と，母標準偏差，σ（母分散，σ^2）という，たった2つの値だけでその集団の性質を表わすことができるので，略して $N(\mu, \sigma^2)$ と表すこともあります．

もし，母集団が正規分布に従うと仮定できるなら，何度も標本抽出を繰り返

ちょっと寄り道 3

シミュレーション

　時間と労力を惜しまないなら，実際に同じ調査や実験を何度も繰り返して，標本平均値の分布がどんなものになるのか確かめることができます．それに代わる現実的な方法がコンピュータによるシミュレーション（simulation）です．excelには疑似乱数を発生させる機能があります（☞ p.16），このような関数を利用して，ほとんど無尽蔵にシミュレーション・データを作り出すことができます．これを母集団と考えて，そこから抽出したデータ（標本）の平均値を計算してみましょう．

　図 5-2 は RANDBETWEEN(最小値, 最大値) を用いて，0 から 100 までの乱数を一様に500個発生させ，上から順に10個ずつに区切って平均値を求めたものです．10個のデータを含む標本を50回ランダム抽出したことになります．

　データ（500個）のヒストグラムを描くとほぼ均一に分布しています（図 5-3）．一方，平均値（50個）のヒストグラムは正規分布に近い形をしていることがわかります（図 5-4）．

　分析ツールの［乱数発生］を用いると，均一分布以外にも，正規分布やベルヌーイ分布など7種類の分布型の乱数を発生させることができます．データがどのような分布型であっても，その中のいくつかを平均した値の分布は正規分布に従うという中心極限定理を確認できます．

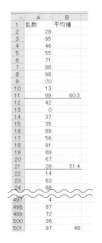

図 5-2　シミュレーション・データとその平均値

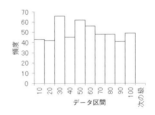

図 5-3　データの分布

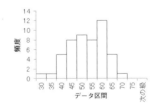

図 5-4　平均値の分布

74   5 データ解析のための統計—推測統計—

して得た標本平均値の分布を，母集団の平均値や標準偏差を用いて，以下のように表現できます．

> 母平均値，μ，母標準偏差，σ の正規分布，$N(\mu, \sigma^2)$ に従う母集団から得た，データ数，n の標本平均値，$\overline{X}$ は，正規分布，$N\left(\mu, \dfrac{\sigma^2}{n}\right)$ に従う．

従って，

> 「標本平均値の平均値」は，μ，「標本平均値の標準偏差」は，$\dfrac{\sigma}{\sqrt{n}}$ である．

これを数学的に導くことができますが，かなり難解な説明になるので，ここでは平均値を求めれば，極端に小さなデータや大きなデータの影響が出にくくなり，「標本平均値の分布」は「データの分布」より広がりが減るため，データの標準偏差，σ より小さくなると直観的に理解しておきましょう．

(参考文献 15)

[3]　標準誤差

ここで思い出していただきたいことは，母集団というものは，通常，未知だということです．つまり，μ も σ も分からないのです．中心極限定理というせっかくの奥の手も，このままの形では役に立ちません．そこで，かなり強引ですが，μ と σ を，たった 1 回しか求めていない推定値，標本平均値，$\overline{X}$ と，標本標準偏差，SD で代用してしまうのです．

> 「標本平均値の平均値」は，$\overline{X}$，「標本平均値の標準偏差」は，$\dfrac{SD}{\sqrt{n}}$ である．

標本平均値の標準偏差，$\dfrac{SD}{\sqrt{n}}$ のことを，「平均値の標準誤差（standard error,

---

＊医療研究では，単に SE と書かれていれば平均値の標準誤差を表すことが多いが，他の統計量と区別しなければならない場合には，standard error of mean を略して，SEM と表すこともある．標準誤差には標準的な表記法がないので，必ず定義をする必要がある．

SE)」と呼んでいます*. データのばらつきの指標である SD が小さい程，あるいは，データ数，n が大きい程，SE は小さくなります．SE が小さければ小さい程，得られた標本平均値は信頼できるということです．

それにしても，誤解されやすい名前をつけたものです．日本人のみならず英語圏の統計学者も，標準誤差（standard error, SE）という用語の紛らわしさを指摘しています．

基本的な統計用語

標準誤差（standard error, SE）：任意の統計量の標本分布の標準偏差

【数値例 5−1】 ⋯⋯⋯⋯⋯⋯⋯⋯⋯⋯⋯⋯⋯⋯⋯⋯⋯⋯⋯⋯⋯⋯⋯⋯⋯

全被験者の年齢の平均値の標準誤差を求める．

使用データ

【数値例 4−3】の計算結果（☞ p.64）を使用．

データ数：n = 60，標準偏差：SD = 8.99

$$SE = \frac{SD}{\sqrt{n}}$$
$$= \frac{8.99}{\sqrt{60}} = 1.16$$

平均値と同様の考え方で，比率（割合）の標準誤差を求めることができます．特定のカテゴリ，i，の標本比率，$\hat{p}_i$ は 2 項分布に従います．$n\hat{p}_i \geqq 5$，かつ，$n(1-\hat{p}_i) \geqq 5$ の場合には，2 項分布を正規分布に近似させて計算することができます．数学的な説明は省きますが，$\hat{p}_i$ の標準誤差（SE）は $\sqrt{\dfrac{\hat{p}_i(1-\hat{p}_i)}{n}}$ です．n が小さい場合や，$\hat{p}_i$ が 0 や 1 に近い場合は近似が悪くなります．

（参考文献 18）

76   5 データ解析のための統計—推測統計—

【数値例 5−2】……………………………………………………………………

　　被験者の女性の割合の標準誤差を求める.

……………………………………………………………………………………………

使用データ

　【数値例 4−5】の計算結果（☞ p.67）を使用（男性の場合も同じ）.

　　データ数：n＝60，女性の割合：$\hat{p}_i = 0.60$

　　$n\hat{p}_i = 60 \times 0.6 = 36 \geq 5$，かつ，$n(1-\hat{p}_i) = 60 \times (1-0.6) = 24 \geq 5$，したがっ

　　て，正規分布に近似できる.

　　標準誤差：$SE = \sqrt{\dfrac{\hat{p}_i(1-\hat{p}_i)}{n}}$

　　　　　　　　　$= \sqrt{\dfrac{0.6(1-0.6)}{60}} = 0.063$

[4]　さまざまな理論的確率分布

　記述統計において，データの分布が正規分布に近似できるか否かを問題にし
ましたが（☞ p.60），推測統計では，正規分布がさらに重要な役割を担いま
す．区間推定や統計学的仮説推定では，正規分布をもっと一般的な使い方がで
きるように少し手を加えます.

▶正規分布

基本的な統計用語

　　正規分布（normal distribution）：以下のような式で表される理論的確率分布（theo-
retical probability distribution）.

　　　$f(x) = \dfrac{1}{\sqrt{2\pi}\sigma} e^{-\frac{(x-\mu)^2}{2\sigma^2}}$　　$(-\infty < x < \infty)$

　この式を眺めると，一見複雑そうですが，π（円周率）≒3.14，e（自然対数
の底）≒2.72 ですから，あとは，母平均値，μ と，母標準偏差，σ（母分散，

σ^2) の値が分かればその集団の性質を表わすことができます.

このような関数を確率密度関数 (probability density function) と呼びます.確率とは,事象の起こりやすさの程度を 0 から 1 の数値で表したものです.すべての事象の確率を足すと 1 になるので (☞ p.14),確率密度関数の形で描くと,分布型に関わらず曲線下の面積は 1 になります.

これを 100％として表すと,$\mu \pm \sigma$ の区間は全面積の 68.3％に当たります.つまり,$\mu \pm \sigma$ の範囲には標本全体の 68.3％が含まれることになります.同様に,$\mu \pm 2\sigma$ の範囲には 95.5％,$\mu \pm 3\sigma$ の範囲には 99.7％が含まれます (図 5-5).

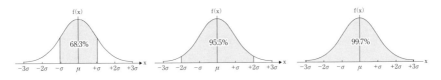

図 5-5 正規分布の曲線下面積

区間推定や統計学的仮説検定では以下のようなものがよく用いられます.いずれも正規分布から派生した理論的確率分布です.

▶標準正規分布

正規分布を表す確率密度関数の確率変数,x を

$$z = \frac{x - \mu}{\sigma}$$

と,z 値 (z score) に書き換えることを標準化といいます.

> 基本的な統計用語
>
> **標準化 (standardization)**:母平均値や母標準偏差が異なるデータや統計量を,一定の基準にそろえるよう変換すること.

z値を使って書き直した正規分布,

$$f(z) = \frac{1}{\sqrt{2\pi}} e^{-\frac{z^2}{2}}$$

を標準正規分布 (standard normal distribution) と呼びます (図 5-6). 言い換えると,

> 正規分布, $N(\mu, \sigma^2)$ に従う母集団に属するデータ, xを標準化したz値は, 平均値が0, 標準偏差が1の正規分布, $N(0, 1^2)$ に従う.

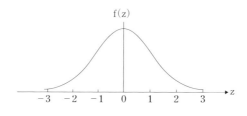

図 5-6　標準正規分布

　標準化という概念を理解するには, 学力テストの偏差値や知能指数をイメージするとわかりやすいでしょう. 学力テストの偏差値の場合は, z値を100点満点の真ん中の値である50に移し, さらに10倍することで, 実際の点数に近づけてあります.

　　偏差値 = 50 + 10 ×(個人の得点 − 平均値)/ 標準偏差
知能指数 (intelligence quotient, IQ) も偏差値とよく似た方法で計算します.
　　IQ = 100 + 15 ×(個人の得点 − 平均値)/ 標準偏差
　ちなみに, z値が3以上とは, 学力テストの偏差値では80点以上, IQなら145以上に相当します. 極めて稀であることが実感できるでしょう.

▶ t分布

　通常, 母集団は未知なので, μやσを, 標本平均値, $\bar{X}$ と, 標本標準偏差, SDで代用することになります. ところが, これらの値を用いて標準化した場

合，nが小さいと標準正規分布への当てはまりが悪くなるため，連続量データの推定や検定では標準正規分布を用いることができません．

そこで考え出されたのがt分布（t distribution）です．t分布は標準正規分布をやや平たくしたような形をしており，自由度により少しずつ形が異なりますが，データ数が100近くあれば，t分布は標準正規分布とほぼ重なるので両者を同等と見なすことができます．z値と呼んでいた値はt値と呼ばれることになり，データ数に合わせて自由度を変化させたt分布に従います（**図5-7**）．

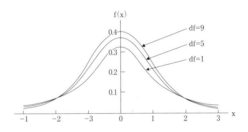

図5-7　自由度が異なるt分布

▶ χ^2 分布

標準正規分布に従う値を2乗した値を足し合わせた値は χ^2 値と呼ばれ，χ^2 分布（χ^2 distribution）に従います（**図5-8**）．χ^2 分布を利用する検定法の代表は，度数をクロステーブルにまとめてセルごとに観測値と期待値のずれの程度を調べる χ^2 検定（☞ p.148）です．

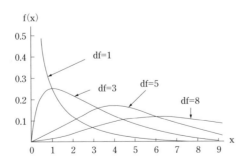

図5-8　自由度が異なる χ^2 分布

▶ F 分布

F 分布 (F distribution) は 2 つの自由度を持つ分布です (**図 5-9**). 2 つの群の分散, V_1 と V_2 の比, V_1/V_2 は, F 値と呼ばれ, それぞれの群の自由度, df_1, df_2 をもつ F 分布に従います. 分散分析 (☞ p.122) や F 検定 (☞ p.102) などの検定に利用されています.

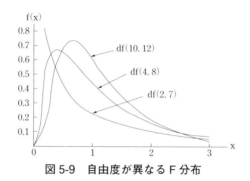

図 5-9 自由度が異なる F 分布

5.2 区間推定

[1] 信頼区間とは

　信頼区間とは，母数が存在すると思われる範囲を表しています．信頼区間の真ん中あたりか端にあるかは分からないが，どこかに「真の値」が含まれていると考えます．信頼区間を求めることを区間推定（interval estimation）といいます．信頼区間にどの程度の確率で母数が含まれるかを表す値を信頼係数（confidence coefficient）と呼び，医療研究では95％信頼区間がよく用いられます．

> **基本的な統計用語**
>
> **95％信頼区間（95% confidence interval, CI）**：95％の確率で母数（真の値）が含まれている区間．

　95％の確率で含まれているとは，「同じ調査や実験を20回繰り返したら，19回分の信頼区間に母数が含まれている」ということです．20回に1回，母数を含まない結果を手にする可能性があるわけですから，たった1回しか行わない現実の調査や実験が，偶然，「真の値」を含んでいないこともあり得ます（**図5-10**）．

　また，信頼区間の一般的な性質として，以下のようなことが言えます．

1）**データ数を大きくすると，信頼区間は狭くなる．**
　　データ数が少ない場合，極端な値を持つデータの影響を受けて，母数とはかけ離れた推定値が得られる可能性がありますが，データ数を増やせばそのようなデータの影響が薄まり，その分，信頼度が高まると考えることができます．

2）信頼係数を大きくすると，信頼区間は広くなる．

1つの統計量に対して，95％信頼区間と99％信頼区間の両方を求めた場合，95％信頼区間には20回に1回，母数が含まれない可能性がありますが，99％信頼区間にはその可能性は100回に1回しかないことを表しています．つまり，慎重に区間推定を行いたい場合は信頼係数を大きくして，信頼区間を広い目にとっておけばよいということです．

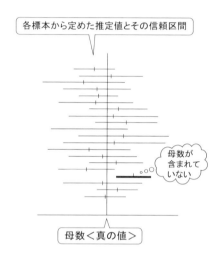

図5-10 同じ調査や実験を20回繰り返したら

[2] 信頼区間の算出

理論的な説明は後回しにして（〈ちょっと寄り道4〉☞ p.88），まず，具体的な計算方法を見てみましょう．

▶母平均値の信頼区間

平均値の信頼区間の計算には，t分布の確率密度関数を利用します．

自由度，dfのt分布の両裾から0.025（2.5％）ずつ取り除いて，曲線下面積が95％になるようなt値の区間を求めます．負の方向のt値を−t(1−0.05/2, df), 正の方向の t 値を +t(1−0.05/2, df) と表すことにします.

標本平均値を $\bar{X}$, その標準誤差を SE とすると, $\bar{X}$ を挟んだ t 分布の中心部分の曲線下面積が 95％ となる区間, すなわち, −t(1−0.05/2, df)×SE から +t(1−0.05/2, df)×SE が母平均値 μ の 95％信頼区間です (**図 5-11**).

> 母平均値, μ の 95％信頼区間は,
>   下限:$\bar{X}$−t(1−0.05/2, df)×SE
>   上限:$\bar{X}$+t(1−0.05/2, df)×SE

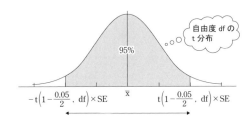

図 5-11 母平均値, μ の 95％信頼区間

【数値例 5−3】
全被験者の年齢の平均値の 95％信頼区間を求める.

使用データ

【数値例 4−2】 (☞ p.62), 【数値例 5−1】 (☞ p.75) の計算結果を使用.
データ数:n=60, 平均値:$\bar{X}$=58.43, 平均値の標準誤差:SE=1.16

excel 統計関数使用

　TINV(確率, 自由度)[*]を利用して t(1−0.05/2, df) を求める.

　df = n − 1
　　　= 60 − 1 = 59
　TINV(0.05, 59) = 2.001

母平均値, μ の95%信頼区間は,
　下限：$\overline{X}$ − t(1−0.05/2, df) × SE
　　　　= 58.43 − 2.001 × 1.16 = 56.11
　上限：$\overline{X}$ + t(1−0.05/2, df) × SE
　　　　= 58.43 + 2.001 × 1.16 = 60.76

◆EZRにより同じ結果が得られる.
　［統計解析］→［連続変数の解析］→［平均値の信頼区間の計算］
　ダイアログボックスに, 平均値（58.43）, 標準偏差（8.99）（☞ p.64【数値例4−3】）, データ数（60）を入力する（**図 5-12**）.

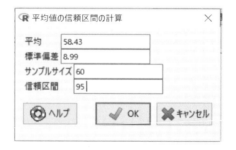

図 5-12　平均値の信頼区間の計算のダイアログボックス

―――――――――――――――
＊ *TINV(確率, 自由度)* は両側確率（この場合は 0.05）を引数とする. したがって,
　　−t(1−0.05/2, df) = −TINV(0.05, df)
　　+t(1−0.05/2, df) = TINV(0.05, df)

まとめ 年齢の母平均値（58.43歳）の95%信頼区間は56.11歳〜60.76歳.

▶母比率（割合）の信頼区間

平均値と同様の方法で，比率（割合）の信頼区間を求めることができます．特定のカテゴリ i の比率（割合）の信頼区間の計算には標準正規分布を利用します（**図 5-13**）．標準正規分布の両裾から 0.025（2.5%）ずつ取り除いて，曲線下面積が 95% になるような z 値の区間を求めます．負の方向の z 値を −z(1−0.05/2)，正の方向の z 値を +z(1−0.05/2) と表すことにします．

母比率，p の 95%信頼区間は，
　　下限：$\hat{p} - z(1-0.05/2) \times SE$
　　上限：$\hat{p} + z(1+0.05/2) \times SE$

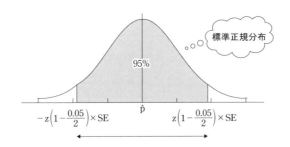

図 5-13　母比率，p の 95%信頼区間

データ数，n が小さい場合や，比率が 0 や 1 に近い場合は正規分布への近似が悪くなるため，他の方法で信頼区間を求める必要があります

（参考文献 17）．

【数値例 5−4】

被験者の女性の比率（割合）の 95%信頼区間を求める．

使用データ

【数値例 5-2】の計算結果（☞ p.76）を使用．
女性の割合：$\hat{p}_1 = 0.60$，標準誤差：$SE = 0.063$（男性の場合も同様の計算が可能）

excel　統計関数使用

NORMSINV（確率）* を利用して $z(1-0.05/2)$ を求める．

NORMSINV(0.975) = 1.960

女性の母比率，p の 95%信頼区間は，

下限：$\hat{p}_i - z(1-0.05/2) \times SE$
　　　$= 0.600 - 1.960 \times 0.063 = 0.477$
上限：$\hat{p}_i + z(1-0.05/2) \times SE$
　　　$= 0.600 + 1.960 \times 0.063 = 0.723$

◆ EZR により同じ結果が得られる．

［統計解析］→［名義変数の解析］→［比率の信頼区間の計算］
ダイアログボックスに，全被験者数（60）と女性の人数（36）を入力する（図 5-14）．

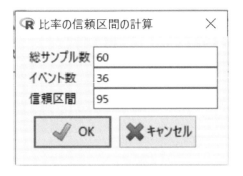

図 5-14　比率の信頼区間の計算のダイアログボックス

まとめ 女性の母比率（0.600）の95%信頼区間は0.477〜0.723.

▶さまざまな統計量の信頼区間

　2つの具体例からわかるように，信頼区間の計算式は単純です．統計量の標準誤差（SE）を計算し，何らかの理論的確率分布を利用して，曲線下面積が，その統計量を挟んでちょうど95%になる値（t値やz値）を求めて標準誤差（SE）に掛けるだけです．

　平均値や比率（割合）だけでなく，相関係数，回帰係数，中央値，分散など，どのような統計量にも標準誤差（SE）が計算できます．さらに，2群間でデータを比較する場合，平均値の差や比率（割合）の差，あるいは，リスク比やオッズ比の標準誤差（SE）を求めることもできます．いずれの統計量の標準誤差（SE）も，計算式の数学的な説明は難解なので省きますが，得られた統計量を，標準正規分布やt分布などに近似的に従うように変換しています．

　したがって，どのような統計量に対しても，その標準誤差（SE）とそれが従う理論的確率分布を利用して，それぞれの母数の推定値としての信頼区間を計算することができます．それぞれの統計量の標準誤差（SE）を算出する近似式が複数ある場合，少しずつ値の異なる信頼区間が算出されます．詳細は成書を参照してください．　　　　　　　　　　　　　　　　　　　　（参考文献18）

> **✍論文を書く時の注意事項**
> 　信頼区間は±を用いず，下限と上限を報告する（信頼区間は常に推定値を挟んで対称とは限らない）．

---

　* *NORMSINV(確率)* はz値より下側（負の方向）の確率を引数とする．したがって，

$$-z(1-0.05/2) = \mathrm{NORMSINV}(0.025) = -1.960$$
$$+z(1-0.05/2) = \mathrm{NORMSINV}(0.975) = 1.960$$

ちょっと寄り道 4

信頼区間の計算原理

中心極限定理によれば，正規分布，$N(\mu, \sigma^2)$ に従う母集団からの標本抽出を何回も繰り返して，その度に求めた「標本平均値の分布」は，正規分布，$N\left(\mu, \dfrac{\sigma^2}{n}\right)$ に従います（☞ p.74）．

確率分布の曲線下面積で表現すると，正規分布に従う標本の場合（☞ p.77，**図 5-5**）と同様に，中心に位置する，μ を挟んで，標準誤差，1つ分，すなわち，$-\dfrac{\sigma}{\sqrt{n}}$ から $+\dfrac{\sigma}{\sqrt{n}}$ の区間には，標本平均値の 68.3％ が含まれます．$-2\times\dfrac{\sigma}{\sqrt{n}}$ から $+2\times\dfrac{\sigma}{\sqrt{n}}$ の区間には 95.5％，$-3\times\dfrac{\sigma}{\sqrt{n}}$ から $+3\times\dfrac{\sigma}{\sqrt{n}}$ の区間には 99.7％ の標本平均値が含まれます（**図 5-15**）．

このままでは使いにくいので，もう少し切りの良い数字になるよう，正規分布の中心部の曲線下面積がちょうど 95％ になる区間を求めます．この区間を計算するには，正規分布の両裾から，それぞれ 2.5％ に当る面積を取り除く必要があります．

標本平均値，$\bar{X}$ を，$z = \dfrac{\bar{x} - \mu}{\dfrac{\sigma}{\sqrt{n}}}$，と標準化し，標準正規分布を利用して，中心部の面積の 95％ の区間に相当する z 値を求めれば，「$\bar{X}$ の 95％ 信頼区間」を計算できます．

しかし，困ったことに，通常は，母集団は神のみぞ知る存在で，実際には μ も σ も分からないのです．そこで，強引とも言えるやり方で，たった 1 回しか求めていない標本平均値，$\bar{X}$ と，標本標準偏差，SD，で代用して，「標本平均値の平均値」を，$\bar{X}$，「標本平均値の標準偏差」を，$\dfrac{SD}{\sqrt{n}}$ としたことを思い出しましょう（☞ p.74）．

さらに標本抽出を繰り返して「標本平均値の平均値」を求め続ければ，標本平均値の分布の中心は母平均値，μ に近づいて行くはずです．そこで，$\dfrac{SD}{\sqrt{n}}$ で代用した「標本平均値の標準偏差」から「μ の 95％ 信頼区間」を推定することになります．ただし，$\dfrac{\sigma}{\sqrt{n}}$ の代わりに $\dfrac{SD}{\sqrt{n}}$ を用いると，n が小さい程，標準正規分布への当てはまりが悪くなるため，データ数に合わせて自由度を変化させた t 分布を利用して，t 分布の中心部分の曲線下面積が 95％ となる区間を求めなければなりません（☞ p.83，**図 5-11**）．

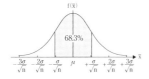 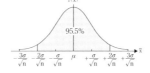 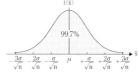

図 5-15 正規分布，$N(\mu, \sigma^2)$ に従う母集団から得た標本平均値分布の曲線下面積

5.3 | 統計学的仮説検定

[1] 帰無仮説と対立仮説

▶ミステリ小説の筋運び

統計学的仮説検定（statistical hypothesis testing）では，事前に，2つの仮説を設定します.

> 基本的な統計用語
> **帰無仮説（null hypothesis）**：自分の説を否定した説
> **対立仮説（alternative hypothesis）**：自分の説

帰無仮説が間違っていることを統計学的に証明して，自分の説が正しいと主張します. 論理学で「背理法」と呼ばれる間接的証明方法です. 私たちの日常感覚ではこのような回りくどい考え方をしないのですが，例えて言うなら，ミステリ小説で最初に疑われる人はたいてい濡れ衣で，後に残ったのが真犯人という筋運びに近いかもしれません. ただし，まともな研究であれば，ミステリ小説ほど意外性のある展開にはならないので，帰無仮説はいかにも間違っていそうに見えるはずです.

例えば，試験薬と対照薬を比較する研究では，「試験薬の有効率（T）は対照薬の有効率（C）より高い」（T＞C）と主張したい場合が多いと思いますが，ひとまず，以下のように帰無仮説と対立仮説を立てます.

帰無仮説：試験薬と対照薬の有効率に差がない（T＝C）

対立仮説：試験薬と対照薬の有効率に差がある（T＞C，または，T＜C）

帰無仮説（T＝C）が棄却されれば，対立仮説（T＞C，または，T＜C）が残

90 5 データ解析のための統計―推測統計―

ります．つまり，得られる結論は，試験薬と対照薬の有効率に「差がない」（T＝C）か，「差がある」（T≠C）か，だけです．

　帰無仮説と対立仮説を合わせると，すべての可能性がカバーされており，それ以外の第三の可能性はありません．これも論理学で「排中律」という思考法則の1つです．「さあ，登場人物はすべてそろいました．犯人は必ずこの中にいます」と，読者に挑戦する名探偵の口上ですね．

▶両側検定と片側検定

　医療研究で，「差がある」（T≠C）という結論だけが得られてもあまり有用な情報とは言えません．研究目的はあくまで，試験薬の方が対照薬より有効率が高い（T＞C）か，否かを調べることです．統計学的仮説検定では，実際に得られた有効率の値を見て，これを事後的に判断することになります．これを両側検定（two-tailed test）といいます．

　実は，もし，試験薬の方が対照薬より有効率が低い（T＜C）可能性が全くないのなら，

　　帰無仮説：試験薬と対照薬の有効率に差がない（T＝C）
　　対立仮説：試験薬は対照薬より有効率が高い（T＞C）

という対立仮説の立て方もできます．これを片側検定（one-tailed test）といいます．

　両側検定よりも，片側検定の方が目的に適っているように思えるかもしれません．しかし，注意しなければならないことは，帰無仮説と対立仮説は，事前に（データを得る前に），すべての可能性が含まれるように立てなければならないということです．ところが「T＜Cの可能性が全くない」ということを客観的，理論的に証明するのは極めて難しいのです．たとえ予備実験などにより予想がついていたとしても，それはあくまでも主観的な見方に過ぎません．

　また，「知りたいのはT＞Cかどうかであって，T＜Cには興味がない」とか，「片側検定の方が両側検定より有意差が出やすい」という理由で片側検定を選ぶ人がいますが，統計学的仮説検定の使い方としては不適切です．再びミ

ステリ小説のアナロジーを使うなら、「性格が良さそう」とか、「厳しく取り調べても頑として認めそうにない」とかいう理由で、犯人の候補から外してしまう筋書きでは読者が納得するとは思えません。

統計学は研究者の主観や意図、思い込み、利害関係などを一切排除し、すべての人が客観的に判断できる指標を提供するための道具です。間違った情報を発信することにより引き起こされる科学的、社会的な害や不利益を極力少なくするということを優先させなければなりません。

一般的な医療研究では、ほとんどの場合、両側検定を行います。

[2] α 過誤と β 過誤

統計学的仮説検定は、α 過誤（α error）および、β 過誤（β error）という2種類の過誤を犯す危険をはらんでいます。

基本的な統計用語

α 過誤（α error）：帰無仮説が正しいにもかかわらず棄却してしまう過誤
β 過誤（β error）：帰無仮説が正しくないにもかかわらず帰無仮説を棄却しない過誤

▶アワテモノの過誤

頭が混乱しそうな定義ですね。有意差が出てほしい〜、というのが多くの研究者の心理ですから、α 過誤とは、差がないにもかかわらず、差がある、と言ってしまう「アワテモノの過誤」と覚えましょう。

α 過誤率は次項に示す P 値のことです。例えば、2群間で平均値を比較する研究では、観察された差は実際には存在しないにもかかわらず、そのような差が偶然に出る確率です。このような推測の不確かさをどの程度容認するか、折合いを付けて自分の説を主張しなければなりません。前もって、α 過誤率が5％以下で有意などと、有意水準（significance level）を決めておく習慣がありますが、5％という値に理論的根拠はありません。その研究領域で合意が得られるのであれば、どのように設定してもかまいません。誤りを恐れず果敢にということであれば、有意水準を20％、あるいは30％と設定することもできま

92 　5　データ解析のための統計—推測統計—

す. 逆に，0.1%，あるいは 0.05%と，慎重な態度を取ることもできます.

　例えば，α 過誤率が 0.05（5%）以下だった場合，帰無仮説が正しいにもかかわらず，そのような差が見られるのは，調査や実験を何回も繰り返したとすると，20 回に 1 回以下しか起こらない稀なことであり，常識的には，偶然の産物とは考えにくいと判断します.

▶ボンヤリモノの過誤

　一方，β 過誤率は検定法の検出力（power）と関係しています（検出力 = 1 − β）．β 過誤率が大きいと，検出力が小さくなり，例えば，実際に 2 群間に差があっても，それを検出できなくなります．欲しいものが目の前にあるにもかかわらず，それが見えない「ボンヤリモノの過誤」ですね.

　β 過誤率は，前もって値を設定することができません．一定の α 過誤率とサンプルサイズの下では，データにどの程度のばらつきと差が出るかによって変化します．「あるはずの差」を確実に検出し，自説を主張するためには，必要最小限のサンプルサイズを確保し，β 過誤率を一定の値以下に抑えなければなりません.

　一般的な医療研究では，通常，α 過誤率は 5%以下，β 過誤率は 20%以下になるように，サンプルサイズを設定します（☞ p.214）.

[3]　P 値の算出

A. 直接計算

　P 値（P value）は，既に，特別な「統計用語」として広く浸透してしまっているので，確率（probability）の略語であることに気づかずに使っていませんか？

基本的な統計用語

　P 値（P value）：α 過誤率．0 から 1 までの値をとり，0 に近いほど，帰無仮説は間違っている（自説が正しい）可能性が高くなる.

▶直接計算の方法

P値を何か特殊な値であると感じるのは，z値や，t値，χ^2値，F値などの迂回路を通ってようやく手にすることができる値だからではないでしょうか．確率の直接計算ではこのような値は一切出てきません．コンピュータが算出してくれる数値はP値，すなわち確率のみです．

excelでも直接確率計算が可能な2項検定（binomial test）を使って，臨床試験Xの被験者の男女数が異なっているかどうかを検定してみましょう．

被験者の母集団の男女の割合が同じ場合，ランダム抽出を行えば，同数選ばれるはずです[*]．臨床試験Xの被験者は60人中36人が女性，24人が男性です．女性がやや多いように見えますが，有意差があるかどうか検定するには，以下のような仮説を立てます．

　　帰無仮説：男女の数は同じである．
　　対立仮説：男女の数は異なる．

男女がこのような割合で選ばれる確率を計算するには，コイン投げ（〈ちょっと寄り道1〉☞ p.15）と同様，n回中，k回事象が生じる確率，$f(x=k)$ を求め，それより極端な（男女が同数という仮定の下で起こりにくい）場合をすべて数え上げます．

【数値例5−5ⓐ】 ···

　　全被験者の男女の数が等しいかどうか検定する．

使用データ

　　【数値例4−4】（☞ p.66）の計算結果を使用．
　　女性：36人，男性：24人

　　　＊実際の臨床試験では，母集団からのランダム抽出は行われないので，被験者の男女比に偏りがありうる．

ちょっと寄り道 5

確率の直接計算

確率の直接計算はコイン投げの要領で行います（☞ p.15）。

n 回中，k 回事象が生じる確率，f(x=k) は以下の式で表されます．p は個々の事象が起こる確率です．$_nC_k$ は2項係数（binomial coefficient）と呼ばれ，n 個から k 個を選ぶ「組合せの数」を表しています．! は階乗（factorial）を表しています．

$$f(x=k) = {_nC_k} \times p^k (1-p)^{n-k}$$

但し，$_nC_k = \dfrac{n!}{(n-k)!k!}$

この式を使って，例えば，5枚のコインを投げて5枚とも表が出る確率を計算すると，

個々のコインの表の出る確率，$p = \dfrac{1}{2}$．

$$_5C_5 = \dfrac{5!}{(5-5)!5!} = \dfrac{5 \times 4 \times 3 \times 2 \times 1}{1 \times (5 \times 4 \times 3 \times 2 \times 1)} = 1$$

（注：0! =1）

$$f(5) = {_5C_5} \times \left(\dfrac{1}{2}\right)^5 \left(1 - \dfrac{1}{2}\right)^0$$

$$= 1 \times \left(\dfrac{1}{2}\right)^5 \times 1$$

$$= \dfrac{1}{32} = 0.03125$$

2値データの確率計算の原理は単純ですが，実際に計算するのは楽ではありません．n が大きくなるにつれて，2項係数の階乗の計算が非常に大きな値になるからです．ちょっと工夫をしないと計算が続けられませんが，コンピュータの性能が飛躍的に進歩した現在，2項検定（binomial test）やフィッシャー直接確率法（Fisher's exact test）（☞ p.152）で直接計算が行われるようになってきています．

一部の統計専門家の間では，連続量の検定に対しても，このような直接確率を計算する手法を推奨する動きがあります．無作為検定（randomization test），あるいは，正確無作為検定（exact randomization test），並べ替え検定（permutation test）とも呼ばれています．

例えば，2群間で連続量データを比較する場合，両群のデータを混ぜ合わせて2群に再分配することを想定し，可能なデータの組み合わせを系統的に数え上げます．そして現実のデータの平均値の差以上の出る組み合わせがどの程度の確率で現れるかを計算します．

ちなみに，各群のデータ数が10個ずつあるとすると，可能なデータの組み合わせは184,756という膨大な数になり大きなメモリーを必要としますが，計算結果は単純そのもの，P値のみです．

（参考文献4）

excel 統計関数使用

被験者 n 人中，女性が k 人選ばれる確率は，

$$f(x=k) = {_n}C_k \times p^k(1-p)^{n-k}$$

被験者 60 人中，女性が 36 人以上選ばれる確率と，24 人以下となる確率を足し合わせた値（女性が 36 人以上選ばれる確率を 2 倍にした値と同じ）が両側検定の P 値である．

1) 被験者を 1 人選ぶ毎に，女性が選ばれる確率は，$p=\dfrac{1}{2}$，男性が選ばれる確率は，$1-p=\dfrac{1}{2}$．したがって，k の値に関わらず，

$$p^k(1-p)^{60-k} = \left(\frac{1}{2}\right)^{60} = 8.67362 \times 10^{-19}$$

2) 被験者 60 人中，女性が 60 人，59 人，58 人……36 人の時の 2 項係数，${_{60}}C_k$ を求めて合計し，さらに 2 倍する．${_{60}}C_k$ は *COMBIN(n, k)* を利用して計算．

$$2 \times \textstyle\sum {_{60}}C_k = 2 \times [\text{COMBIN}(60, 60) + \text{COMBIN}(60, 59) + \text{COMBIN}(60, 58) + \cdots\cdots + \text{COMBIN}(60, 36)]$$

$$= 2 \times (8.93525 \times 10^{16})$$

$$P = 2 \times (8.93525 \times 10^{16}) \times (8.67362 \times 10^{-19})$$

$$= 0.155002$$

◆ EZR により同じ結果が得られる．

［統計解析］→［名義変数の解析］→［1 標本の比率の検定］

ダイアログボックスで［二値変数］の中から「性別」を選択．［正確検定］にチェック．

▶ **まとめ** 有意水準 5%[*]で，被験者の男女の数に差はない（P = 0.155）．

B. 近似計算

統計学的仮説検定で用いられる手法のほとんどは，電卓すらなかった頃に考

---

[*]以後，有意水準を省略．特に断らない限り有意水準 5% で検定を行う．

96   5 データ解析のための統計—推測統計—

え出されたものです．事実上，直接計算は不可能でした．そこで，近似計算を行うために，正規分布を初めとするさまざまな理論的確率分布を利用することが考案されたのです．

▶近似計算の方法

　直接確率を求めたのと同じ数値例を使って，2項分布を正規分布に近似させて2項検定をやってみましょう．

　2項分布は離散量の分布なので確率は飛び飛びの値をとりますが，データ数を増やせば，もっと小刻みに確率が計算できるようになり，連続量の確率分布である正規分布に近似させることができます（〈ちょっと寄り道2〉☞ p.61）．

　正規分布が，母平均値，μ，母標準偏差，σという2つの母数で表すことができるのと同様に，2項分布は，1回ごとの事象が起こる確率，p，試行回数，nという2つの母数で表されます．階乗の近似値の数学的な説明は難解なので詳細は省略しますが，正規分布に近似させた2項分布の母数は，

　　　母平均値，μに相当する値：np

　　　母標準偏差，σに相当する値：$\sqrt{np(1-p)}$

と，表すことができるので，正規分布に従う連続量を扱うのと同じ方法で，さまざまな統計量の計算が可能です．

　確率変数，x を

$$z = \frac{x - \mu}{\sigma}$$

と，z値に書き換えれば，標準正規分布を利用して検定できます（☞ p.76）．

　✐ 論文を書く時の注意事項

　　P値が非常に小さい場合（例えば　P<0.001）以外は，あらかじめ決めた有意水準を用いてP<0.05などと書かずに，P値はそのままの値を報告するよう推奨されている．有意差がない場合も，N.S.（not significant）とせずにP値を書く．帰無仮説を棄却するか否か，微妙な場合（例えば，P=0.065）は，過去の類似の研究の検定結果などを踏まえて傾向を示した上で，最終的な判断を論文の読者に委ねる．

【数値例5−5ⓑ】

全被験者の男女の数が等しいかどうか検定する（再掲）.

使用データ

【数値例4−4】（☞ p.66）の計算結果を使用.

女性：36人，男性：24人

excel 統計関数使用

1）2項分布を正規分布に近似させて平均値，および，標準偏差に相当する値
を求める.

被験者数 $n = 60$，被験者を1人選ぶ毎に，女性が選ばれる確率，$p = \dfrac{1}{2}$，

平均値に相当する値： $np = 60 \times \dfrac{1}{2} = 30$

標準偏差に相当する値： $\sqrt{np(1-p)} = \sqrt{60 \times \dfrac{1}{2}\left(1 - \dfrac{1}{2}\right)} = 3.873$

2）女性の人数を確率変数として（$x = 36$），z値を求める.

$$z = \frac{x - np}{\sqrt{np(1-p)}} = \frac{36 - 30}{3.873} = 1.549$$

3）P値を求める. $NORMSDIST(z)$ を利用して計算[*].

$P = 2 \times (1 - NORMSDIST(1.549)) = 2 \times (1 - 0.939) = 0.121$

まとめ 被験者の男女の数に差はない（P = 0.121）.

---

[*] $NORMSDIST(z)$ は z 値より下側（負の方向）の確率が出力されるので，P
値を求めるには，$1 - NORMSDIST(z)$，または，$NORMSDIST(-z)$ を求
める．両側検定を行うにはその値を2倍にする（☞ p.35）.

ちょっと寄り道 6

確率の近似計算

コンピュータのない時代に理論的確率分布の関数式を扱うのはそれほど簡単そうには見えないかもしれませんが,「有意性の検定」の創始者, フィッシャー (R.A.Fisher 1890-1962) らにとって不可能な計算ではありませんでした. かつての統計学のテキストには, 彼らが手動の計算機を使って非常な労力をかけて求めてくれた「棄却限界値表」(図 5-16) なるものが必ず載っていました.

有意性を検定するには, まず, データから z 値や t 値などの検定統計量 (test statistic) を計算して, 棄却限界値と比較するという方法が用いられていました. 棄却限界値表には P 値は 5 %, 1 %, 0.5 %, 0.1 %など, 要所, 要所の値しか書いてありませんでしたから, P<0.05 なる不等号式使われるようになったのです.

現在も, 統計ソフトで検定を行うと, たいてい z 値や, t 値, χ^2 値, F 値などが出力され, 近似計算により P 値を求めていることが分かります. ただし, コンピュータを使うようになってからは, 棄却限界値との比較は行わず, 検定統計量から直接 P 値を算出しています.

t 分布の上側 100α パーセント点 $t_\nu(\alpha)$
$\alpha \to t_\nu(\alpha)$

α 2α ν	.250 (.500)	.200 (.400)	.150 (.300)	.100 (.200)	.050 (.100)	.025 (.050)	.010 (.020)	.005 (.010)	.0005 (.0010)
1	1.000	1.376	1.963	3.078	6.314	12.706	31.821	63.657	636.619
2	.816	1.061	1.386	1.886	2.920	4.303	6.965	9.925	31.599
3	.765	.978	1.250	1.638	2.353	3.182	4.541	5.841	12.924
4	.741	.941	1.190	1.533	2.132	2.776	3.747	4.604	8.610
5	.727	.920	1.156	1.476	2.015	2.571	3.365	4.032	6.869
6	.718	.906	1.134	1.440	1.943	2.447	3.143	3.707	5.959
7	.711	.896	1.119	1.415	1.895	2.365	2.998	3.499	5.408

図 5-16 棄却限界値表の例

(参考文献 10)

> ✍ **論文を書く時の注意事項**
>
> どんな検定法を用いても結果は P 値として得られる. 検定統計量 (z 値や, t 値, F 値, χ^2 値など) から新たな情報は得られないので報告する必要はないが, 雑誌によっては, 査読者や読者が P 値を検証することができるように, 検定統計量や自由度を併記することを求められる場合がある.

6 推測統計で用いられる
さまざまな手法

100　6 推測統計で用いられるさまざまな手法

6.1　検定の前提条件を調べる

　連続量データを扱う手法の多くは母集団が正規分布に従うと仮定しています．また，群間でデータを比較する場合には，各群の分散が等しいことが前提条件となっている手法があります．そのような検定を行う前に，前提条件が成り立っているかどうかを確認する必要があります．

　本項の検定は，連続量データの解析に先立って行われます．単独で用いることはほとんどありません．

[1]　正規性の検定

　正規性を統計学的に検定する方法としては，

・シャピロ・ウィルクス検定（Shapiro-Wilks test）
・コルモゴロフ・スミルノフ適合度試験（Kolmogorov-Smirnov test of fit）
・リリフォース検定（Lilliefors test）

などがあります．いずれの検定法も正規分布に従っていることを保証するものではありません．データ数が少ないと，ほとんどの場合，正規性は否定されません．逆に，データ数が多いと，視覚的には問題にならないような歪みがあっても，正規分布に従わないと判定されます．

　いずれの検定法も統計ソフトが必要ですが，正規分布からの逸脱に対しては頑健である（検定結果にあまり影響がない）とされている検定では，ある程度データ数が多ければ厳密な正規性の検定は必要としません．

6.1 検定の前提条件を調べる *101*

【数値例6−1】

　被験者の検査値 T2 を，投与薬剤群で分けて，正規分布に従うかどうか検定する．

使用データ（☞巻末の表 X，各群の変数 No. ⑧）

No.	A 群	B 群	C 群
1	123	134	142
2	170	164	146
3	186	115	180
……	……	……	……
19	154	129	110
20	148	134	136
平均値	156.80	141.45	145.90
中央値	152	137	146

厳密な検定を必要としない場合，平均値と中央値がほぼ一致していることから正規分布に従うと判定できる．

◆ EZR を利用

各群のデータセット "trialxA"，"trialxB" および "trialxC"（☞ p.51）を順に読み込む（［ファイル］→ ［既存のデータセットを読み込む］）．

それぞれのデータセットに対して正規性の検定を行う．

［統計解析］→ ［連続変数の解析］→ ［正規性の検定（Kolmogorov-Smirnov検定）］

ダイアログボックスで［変数］の中から「検査値2」を選択．

コルモゴロフ・スミルノフ適合度試験

薬剤 A 群：P = 0.7106，薬剤 B 群：P = 0.8464，薬剤 C 群：P = 0.6706

まとめ　いずれの群[*]も正規分布に従うと判定．

────────────────

[*]推測統計で用いる解析手法から得られる結論はすべて母集団に関するものであり，「いずれの母集団も正規分布に従う」とすべきであるが，標本と母集団の区別を明確に表現しにくい解析手法もあるため，本章ではこのような表現に統一した．

102 6 推測統計で用いられるさまざまな手法

[2] 等分散性の検定

2群のデータの分散が等しいことを確認するにはF検定（F test）を用います．3群以上を比較する場合には

・ルービン検定（Levene test）
・バートレット検定（Bartlett test）
・オブライエン検定（O'Brien test）
・ブラウン・フォーサイス検定（Brown-Foresythe test）

などがあります．いずれの検定法も，正規性の検定と同様，等分散性を保証するものではなく，検定結果はデータ数に依存します．F検定以外の検定法は統計ソフトを必要とします．

▶2群間の比較

【数値例6−2】
　薬剤A群と薬剤B群で，検査値T2が等分散かどうか検定する．

使用データ（☞巻末の表X，薬剤Aと薬剤Bの変数No. ⑧）

No.	A群	B群
1	123	134
2	170	164
3	186	115
……	……	……
19	154	129
20	148	134
標準偏差（SD）	19.67	21.24

6.1 検定の前提条件を調べる *103*

excel 統計関数使用

1) 薬剤 A 群と薬剤 B 群の標本分散，$V_1 = SD_1^2$，$V_2 = SD_2^2$ の比，F 値を求める．

$\quad V_1 = 19.67^2 = 386.80$

$\quad V_2 = 21.24^2 = 451.21$

$\quad F = 451.21/386.80 = 1.167$

2) 利用する F 分布の自由度，df_1, df_2 を求める．

$\quad df_1 = n_1 - 1$

$\qquad = 20 - 1 = 19$

$\quad df_2 = n_2 - 1$

$\qquad = 20 - 1 = 19$

3) P 値は，*FDIST（F，第 1 自由度，第 2 自由度）* を利用して計算．

$\quad P = 2 \times FDIST（1.167, 19, 19）= 0.740^*$

◇分析ツール［F 検定：2 標本を使った分散の検定］により同じ結果が得られる．

◆ EZR を利用

"trialxAB"（☞ p.51）を読み込む

［統計解析］→［連続変数の解析］→［2 群の等分散性の検定（F 検定）］

ダイアログボックスで［目的変数］の中から「検査値 2」，［グループ］の中から「群」を選択．

まとめ 両群の検査値 T2 は等分散である（P = 0.740）．

＊分析ツールの F 検定は片側検定を行う設定になっているが，一般には，両側検定を行うことが多い．

104   6 推測統計で用いられるさまざまな手法

▶3群以上の比較

【数値例6−3】 ···

　　3つの薬剤群間で，検査値 T2 が等分散かどうか検定する.

···

使用データ（☞巻末の表X，各群の変数 No. ⑧）

No.	A 群	B 群	C 群
1	123	134	142
2	170	164	146
3	186	115	180
......	......	......	......
19	154	129	110
20	148	134	136
標準偏差（SD）	19.67	21.24	16.70

厳密な検定を必要としない場合，SD に大きな差がないことから等分散と判定できる.

◆EZR を利用

　［統計解析］→［連続変数の解析］→［3 群以上の等分散性の検定（Bartlett 検定）］ダイアログボックスで［目的変数］の中から「検査値2」，［グループ］の中から「群」を選択.

Bartlett 検定：P = 0.582

まとめ　　3 群の検査値 T2 は等分散である（P = 0.582）.

🖉 論文を書く時の注意事項

　正規性の検定や等分散性の検定の帰無仮説は「正規分布に従う（分散は等しい）」である. したがって，有意水準を 5%とした場合の結論は，

・P<0.05：「正規分布に従わない（分散が異なる）」

・P≧0.05：「正規分布に従う（分散は等しい）か否か，どちらともいえない」
　　であるが，便宜的に，「正規分布に従う（等分散である）」と表現する.

6.2 　群間でデータを比較する

　データを 2 群，あるいは 3 群以上に分けて比較するには，データの属性（連続量，順序カテゴリ，2 値データなど）によって手法を使い分ける必要があります．

[1]　連続量データの比較　―パラメトリック検定法

　連続量データが正規分布に従うか否かによってデータの要約方法（記述統計）が異なるように（☞ p.60），群間での比較においても，異なった手法を用いる必要があります．

　医療研究では，通常，以下のような使い分けが行われています．

・母集団が正規分布に従うと仮定する場合：
　　パラメトリック検定法（parametric test）
・母集団が正規分布に従わないと仮定する場合：
　　ノンパラメトリック検定法（non-parametric test）

　パラメトリックとは，正規分布を表す数式に含まれる，母平均値，および，母標準偏差という母数（parameter）を利用するという意味です．パラメトリック検定法の代表である t 検定や分散分析は，ある程度データ数が多ければ，正規分布からの逸脱には頑健である（検定結果にあまり影響がない）とされているので厳密な正規性は要求されません．

　パラメトリック検定法では，正規性に加えて，各群の等分散性，および，データの独立性が前提条件となっています．各群の分散が異なっている場合や，同一個体から複数回とられたなど，独立性が満たされないデータには，それぞれ特別な検定法を用いる必要があります．

1. 対応のない t 検定 (unpaired t test)

2群間比較の代表的な検定法．単に t 検定（t test）と呼ばれることもあります．2群間で「平均値の差」の有無を調べます．

> ✍ 論文を書く時の注意事項
> t 検定（t test）とは，t 分布（t distribution）を利用する検定法の総称であり，「t 検定」という名前がついていないものも含めて複数の t 検定がある．検定結果を報告する際には，必ず検定法の区別ができる名称を用いる．

【数値例6-4ⓐ】

薬剤 A 群と薬剤 B 群で，検査値 T2 の平均値に差があるかどうか検定する（等分散の前提条件が満たされていると仮定）．

使用データ（☞巻末の表 X，薬剤 A と薬剤 B の変数 No. ⑧）

No.	A 群	B 群
1	123	134
2	170	164
3	186	115
……	……	……
19	154	129
20	148	134
平均値（$\bar{X}$）	156.80	141.45
標準偏差（SD）	19.67	21.24

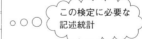

この検定に必要な記述統計

> ✍ 論文を書く時の注意事項
> 記述統計と推測統計で用いる手法との間に齟齬を来さないようにしなければならない．パラメトリック検定を用いる場合は，記述統計には平均値と標準偏差を用いる．

excel 統計関数使用

1) 2つの標本平均値の差，d を求める．

$$d = |\overline{X}_1 - \overline{X}_2|$$

$$= |156.800 - 141.450| = 15.350$$

2) d の標準誤差，SE_d を求める．

$$SE_d = \sqrt{\left(\frac{(n_1 - 1) \times SD_1^2 + (n_2 - 1) \times SD_2^2}{n_1 + n_2 - 2}\right) \times \left(\frac{1}{n_1} + \frac{1}{n_2}\right)}$$

$$= \sqrt{\left(\frac{(20 - 1) \times 19.67^2 + (20 - 1) \times 21.24^2}{20 + 20 - 2}\right) \times \left(\frac{1}{20} + \frac{1}{20}\right)} = 6.473$$

3) t 値を求める．

$$t = \frac{d}{SE_d}$$

$$= \frac{15.350}{6.473} = 2.371$$

4) 利用する t 分布の自由度，df を求める．

$$df = n_1 + n_2 - 2$$

$$= 20 + 20 - 2 = 38$$

《統計学的仮説検定》P 値は，*TDIST(t, 自由度, 両側 / 片側の区別)* を利用して計算．

$$P = TDIST(2.371, 38, 2)$$

$$= 0.023$$

《区間推定》t(1 − 0.05/2, df)（☞ p.78）を求める．*TINV(確率, 自由度)* を利用して計算．

$$TINV(0.05, 38) = 2.024$$

2 群の母平均値の差，δ の 95% 信頼区間は，

下限：$d - t(1 - 0.05/2, \ df) \times SE_d$

$$= 15.350 - 2.024 \times 6.473 = 2.246$$

上限：$d + t(1 - 0.05/2, \ df) \times SE_d$

$$= 15.350 + 2.024 \times 6.473 = 28.454$$

108 　6 推測統計で用いられるさまざまな手法

◇分析ツール［t検定：等分散を仮定した2標本による検定］により，《統計学的仮説検定》のみを行うことができる．

◆ EZR を利用

"trialxAB"（☞ p.51）を読み込む

［統計解析］→［連続変数の解析］→［2群間の平均値の比較（t検定）］

ダイアログボックスで［目的変数］の中から「検査値2」，［比較する群］の中から「群」を選択．

まとめ　薬剤A群の方が薬剤B群より検査値T2の平均値が高い（P= 0.023）．両群の平均値の差（15.350）の95％信頼区間は2.246から28.454[*1]．

ダイアログボックスで［グラフ］の中から「棒」を選択するとエラーバーのついた棒グラフ（**図 6-1**），「箱ひげ」を選択すると箱ひげ図（**図 6-2**）が描かれる[*2]．

✎ **論文を書く時の注意事項**

両側検定では，有意水準を5％とした場合．

・P＜0.05：「群間で平均値に差がある」であるが，事後的に，平均値を比較して，「○○群の方が△△群より高い」などの結論を導く．

・P≧0.05：「群間で平均値に差があるか否か，どちらともいえない」であるが，便宜的に「差がない」と表現する．

---

　　*1　差の95％信頼区間に0が含まれていなければ有意水準5％で差がある．

　　*2　EZRでt検定を行うと両方のグラフを描けるが，t検定は正規分布に従うと仮定し，平均値を比較するので，平均値を棒の上端，SDをエラーバーとする棒グラフの方がふさわしい．正規分布に従わない場合は，ノンパラメトリック検定（☞ p.135）を行い，中心性の指標を中央値，箱の下端と上端を4分位範囲とする箱ひげ図を用いる．

6.2.1 対応のない t 検定   109

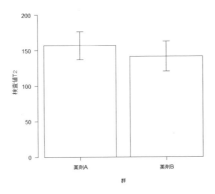

図 6-1　エラーバーのついた棒グラフ

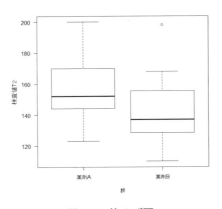

図 6-2　箱ひげ図

ちょっと寄り道 7

P値と信頼区間の関係

最近，医療分野ではP値よりも信頼区間の方が重要視されるようになってきています．P値は，有意である／有意でないと，情報を2値化して利用されることが多いのに対して，信頼区間の方は，介入の効果や変数間の関係の強さを表わす効果サイズ（effect size）を元々の測定尺度で直接示すことができ，推定の不確実さを，信頼区間の位置と広がりという2つの情報で示すことができるからです．同じ理論的確率分布を利用して母数の信頼区間を求めれば，統計学的仮説検定と同じ結論が得られます．

【数値例6-4a】では，薬剤A群とB群間で，検査値T2の平均値の差はd=15.35．これが効果サイズです．帰無仮説は母平均値の差，$\delta = 0$ と設定していますが，データから推定したδの95%信頼区間，2.246〜28.454 に 0 が含まれていないことから有意水準5%で差があると言えます．つまり，母平均値の差をt検定することと母平均値の差の95%信頼区間を求めるのは同じことなのです．

2群間で死亡率や有効率を比較する場合の効果サイズは両者の比をとります．（☞p.153）．両群の母比率が等しければ比は1です（帰無仮説）．したがって，リスク比あるいはオッズ比の95%信頼区間が1を含まなければ，2群間の比率が異なっていると言えます．

もし，統計学的仮説検定において有意差なしという結果が出た場合，実際に差がほとんどないのか（右図），それとも，かなり大きな差があるにもかかわらず，データのばらつきが大きい，あるいは，サンプルサイズが少ないために信頼区間が広くなり検出できないのか（左図）を区別できるので，今後さらに研究を続けて例数を増やすべきかどうかを判断できるのです．

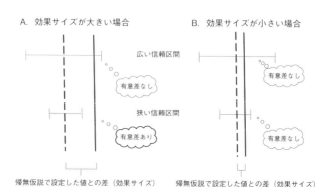

図6-3　P値と信頼区間の関係

2. ウェルチのt検定 (Welch's t test)

等分散を仮定せずに2群間で平均値の差を検定する手法.

【数値例6−4ⓑ】..

　薬剤A群と薬剤B群で，検査値T2の平均値に差があるかどうか検定する（等分散の前提条件が満たされていないと仮定）.
....

使用データ 【数値例6−4ⓐ】（☞ p.106）と同じ.

excel 統計関数使用

　1. 対応のないt検定の計算手順の自由度（df）を補正する以外は同じ.

　df＝37.78 *（補正式：略）

《統計学的仮説検定》

　P＝TDIST（2.371，37.78，2）

　　＝0.023

《区間推定》

　TINV（0.05, 37.78）＝2.026

　下限：15.350−2.026×6.473＝2.243

　上限：15.350＋2.026×6.473＝28.457

◇分析ツール［t検定：分散が等しくないと仮定した2標本による検定］により，《統計学的仮説検定》のみを行うことができる.

◆ EZRを利用

　"trialxAB"（☞ p.51）を読み込む

_____

　＊分析ツールでは自由度を四捨五入しているため，等分散を仮定したときの自由度と同じになることがある.

112　6 推測統計で用いられるさまざまな手法

［統計解析］→［連続変数の解析］→［2 群間の平均値の比較（t 検定）］
ダイアログボックスで［目的変数］の中から「検査値 2」，［比較する群］の
中から「群」を選択．［等分散と考えますか］は「いいえ（Welch 検定）」を
選択．

まとめ　薬剤 A 群の方が薬剤 B 群より検査値 T2 の平均値が高い（P＝
0.023）．両群の平均値の差（15.350）の 95％信頼区間は 2.243 から
28.457．

3. 対応のある t 検定 (paired t test)

対応のある2つのデータ*の平均値の比較に用いるt検定．ほとんどの場合，同一個体から，処置の前後などにとられたデータに用います．対応のあるデータの差が正規分布に従っていることが，本法を用いる前提条件となるので，各群の正規性や等分散性を確認する必要はありません．

【数値例6−5】

薬剤 A を投与する前（検査値 T1）と後（検査値 T2）で差があるかどうか検定する．

使用データ

A 群の被験者ごとの検査値 T1 と検査値 T2 の差，d を求める．

変数 No. ID	⑦ 検査値 T1 （投与前）	⑧ 検査値 T2 （投与後）	d = T1 − T2
1	172	123	49
2	184	170	14
3	192	186	6
……	……	……	……
19	176	154	22
20	172	148	24
d の平均値 ($\bar{d}$)			15.850
d の標準偏差 (SD_d)			15.537

> 分析ツールや EZR を用いる場合はこの計算は不要

---

*対応のあるデータの差を1つの変量と見なして，差がゼロか，否かを検定する．つまり，2つの値を，「差」という1つの値に変換して計算するので，正確に定義するなら，2群間の比較ではなくて1群のデータの検定法である．

excel 統計関数使用

1) $\bar{d}$ の標準誤差，$SE_{\bar{d}}$ を求める．

$$SE_{\bar{d}} = \frac{SD_{\bar{d}}}{\sqrt{n}}$$

$$= \frac{15.537}{\sqrt{20}} = 3.474$$

2) t値を求める

$$t = \frac{\bar{d}}{SE_{\bar{d}}}$$

$$= \frac{15.850}{3.474} = 4.562$$

3) 利用するt分布の自由度，dfを求める．

$$df = n - 1$$

$$= 20 - 1 = 19$$

《統計学的仮説検定》P値は，*TDIST(t, 自由度, 両側／片側の区別)* を利用して計算．

$$P = TDIST(4.562, 19, 2)$$

$$= 0.0002$$

《区間推定》$t(1 - 0.05/2, df)$ を求める．*TINV(確率, 自由度)* を利用して計算．

$$TINV(0.05, 19) = 2.093$$

薬剤A投与前後の差の母平均値，δ の95%信頼区間は，

下限：$\bar{d} - t(1 - 0.05/2, df) \times SE_{\bar{d}}$

$$= 15.850 - 2.093 \times 3.474 = 8.578$$

上限：$\bar{d} + t(1 - 0.05/2, df) \times SE_{\bar{d}}$

$$= 15.850 + 2.093 \times 3.474 = 23.122$$

◇分析ツール［t検定：一対の標本による平均の検定］により，《統計学的仮説検定》のみを行うことができる．

◆ EZR を利用

"trialxA"(☞ p.51)を読み込む

[統計解析]→[連続変数の解析]→[対応のある2群間の平均値の比較
(paired t 検定)]

ダイアログボックスで［第1の変数］の中から「検査値1」,［第2の変数］
の中から「検査値2」を選択.

まとめ ▶ 薬剤 A を投与後,投与前と比較して,検査値 T の平均値が低下す
る(P＝0.0002).差の平均値(15.850)の95％信頼区間は8.578か
ら 23.122.

116　　6 推測統計で用いられるさまざまな手法

4. ボンフェローニ補正法（Bonferroni correction）─多重比較法

　正確には，ボンフェローニの不等式に基づく多重比較法と呼ばれています．
3群以上の間で，特定の群と群の組み合わせで，2群間の平均値の検定（対比
較）を行う手法です．

> 基本的な統計用語
>
> **多重比較法（multiple comparisons）**：多群間で対比較を繰り返すことにより生じる
> α過誤率の増加を回避し，系全体としてのα過誤を一定の値に保つ手法．

　他にも多くの多重比較法があり，研究デザインに合わせてできるだけ検出力
の高い手法を選びます．

> ・ボンフェローニ補正法（Bonferroni correction）：最も適用範囲が広い手法
> ・テューキー検定（Tukey test）：すべての群間の対比較
> ・ダネット検定（Dunnett test）：対照群との対比較
> ・ウィリアムズ検定（Williams test）：単調に増加（減少）する場合の対
> 　比較
> ・シェフェ検定（Scheffe test）：対比についての検定，など

　多重比較法の多くは，検定統計量として t 値を用いるので，t 検定の一種と
考えることができます．また，系全体の有意水準と比較するための特別な確率
分布関数を用いるので，各手法に対応した統計ソフト，または，限界値表が必
要ですが，ボンフェローニ補正法は通常の t 分布を利用するので，excel でも
計算が可能です．事前に（データを得る前に）決めておけば，

> ・どのような組み合わせで検定してもよい．
> ・各群の分布型や分散が異なっていてもよい．
> ・独立していないデータの比較もできる．

　適用範囲が広い代わりに保守的な方法なので他の手法より検出力は劣りま
す．

6.2.4 ボンフェローニ補正法

ちょっと寄り道 8

多重性の問題

　3群以上の間で，どの群とどの群の間に差があるかを調べるには，対比較ごとに，「2つの母平均値の間に差がない」という帰無仮説を設けて，帰無仮説の数だけ検定を繰り返します．

　例えば，X，Y，Zの3群があり，有意水準5%で，対比較（2群間の比較）したい場合，すべての組み合わせで，つまり，X vs Y，Y vs Z，および，Z vs X，と3回検定を繰り返すことになります．

　すると，少なくとも1つのペアで有意差ありと判定される確率は，以下の式で求めることができます．

$$1-(1-0.05)^3=1-0.8574=0.1426$$

　検定を繰り返すことによって，5%だったはずのα過誤（α error）が，研究全体では14.26%になってしまうのです．すなわち，真の差がないにもかかわらず，偶然，2群ずつの組み合わせの中のどれかに有意差が出てしまう確率が増えてしまうのです．

これを多重性（multiplicity）の問題と呼んでいます．

　多重性の問題を回避するには，系全体としてのα過誤を一定の値（例えば，5%）に保つために，個々の対比較は5%より低い（厳しい）有意水準を設定しなければなりません．しかし，その分β過誤（β error）が大きくなり，群間の真の差を見逃してしまう可能性が高くなります．

　多重性の問題を回避した上で，できるだけ検出力を上げるためにさまざまな多重比較法が考えられていますが，基本的な原理はいずれの手法にも共通しています．

　医療研究では，多群間の比較以外にも，さまざまな場面で多重性の問題が起こり，統計学的な対応が求められます．

・多項目検定の多重性
・多時点比較の多重性
・多種検定適用の多重性
・サブグループ解析の多重性
・分割表による検定の区切り直しの多重性
・中間解析の多重性

などが指摘されています．

（参考文献3）

118   6 推測統計で用いられるさまざまな手法

> ✍ 論文を書く時の注意事項
>
> 多重比較法は，慣習的に，分散分析の後に用いられてきたのでポストホック
> テスト（post hoc test）と呼ばれることがあるが，ほとんどの多重比較法は単独
> で用いることができる．しかし，一般的な統計ソフトでは，分散分析の後に対
> 比較を行う設定になっていることが多い．

【数値例 6−6】
> 3つの薬剤群のすべての組み合わせで，検査値 T2 の平均値に差がある
> かどうか検定する．

使用データ（☞巻末の表 X，各群の変数 No. ⑧）

No.	A 群	B 群	C 群
1	123	134	142
2	170	164	146
3	186	115	180
……	……	……	……
19	154	129	110
20	148	134	136
平均値（$\overline{X}$）	156.80	141.45	145.90
標準偏差（SD）	19.67	21.24	16.70

excel　統計関数使用

　群の数：$k = 3$，i 群の標本数：いずれも $n_i = 20$，i 群の分散：$V_i = (SD_i)^2$，
誤差の自由度：$df = \sum(n_i - 1) = 20 + 20 + 20 - 3 = 57$

1）すべての群の合併分散，Ve を求める．

$$Ve = \frac{\sum(n_i - 1) \times V_i}{df}$$

$$= \frac{(20 - 1) \times (19.67^2 + 21.24^2 + 16.70^2)}{57} = 372.315$$

6.2.4　ボンフェローニ補正法　　*119*

2）対比較の組み合わせの数，m を求める．系全体の有意水準を α とし，m で
割った値，α/m を求め，これを個々の検定の有意水準とする．

すべての群間の対比較をするので，A 群 vs B 群，B 群 vs C 群，C 群 vs A
群．したがって，m＝3

系全体の有意水準を 5% とする場合，$\alpha/m = 0.05/3 \fallingdotseq 0.017$.

対比較ごとに，3）〜5）の操作を繰り返す．例えば，A 群 vs B 群間では，

3）2 つの標本平均値の差，d を求める．

$$d = |\overline{X}_A - \overline{X}_B|$$

$$= |156.800 - 141.450| = 15.350$$

4）d の標準誤差，SE_d を求める．

$$SE_d = \sqrt{Ve\left(\frac{1}{n_1} + \frac{1}{n_2}\right)}$$

$$= \sqrt{372.315 \times \left(\frac{1}{20} + \frac{1}{20}\right)} = 6.102$$

5）t 値を求める

$$t = \frac{d}{SE_d}$$

$$= \frac{15.350}{6.102} = 2.516$$

《統計学的仮説検定》P 値は，*TDIST（t，自由度，両側／片側の区別）* を利用
して計算．

$$P = TDIST(2.516, 57, 2)$$

$$= 0.015$$

《区間推定》t（1−0.017/2，df）を求める．*TINV（確率，自由度）* を利用して計
算．

$$TINV(0.017, 57) = 2.467$$

2 群の母平均値の差，δ の 95% 信頼区間は，

下限：$d - t(1 - 0.017/2, \ df) \times SE_d$

$$= 15.350 - 2.467 \times 6.102 = 0.300$$

上限：$d + t(1 - 0.017/2, \ df) \times SE_d$

$$= 15.350 + 2.467 \times 6.102 = 30.401$$

すべての対比較をまとめると，

対比較	平均値の差，d	P 値*	95%信頼区間	
			下限	上限
A 群 vs B 群	15.350	0.015	0.300	30.401
B 群 vs C 群	4.450	0.333	− 10.601	19.501
C 群 vs A 群	10.900	0.079	− 4.151	25.951

系全体の有意水準を 5%とする場合，対比較の P 値を 0.05/3 ≒ 0.017 と比較する．

◆ EZR を利用

［統計解析］→［連続変数の解析］→［3 群以上の間の平均値の比較（一元配置分散分析 one-wayANOVA）］

ダイアログボックスで［目的変数］の中から「検査値2」，［比較する群］の中から「群」を選択．［2 組ずつの比較］の中から「Bonferroni の多重比較」を選択．

対比較

薬剤 A 群 vs B 群：P = 0.044，薬剤 B 群 vs C 群：P = 1.000，薬剤 C 群 vs A 群：P = 0.238

まとめ 薬剤 A 群の方が薬剤 B 群より検査値 T2 の平均値が高い（P = 0.044）．両群の平均値の差（15.35）の 95％信頼区間は 0.30 から 30.40．

---

* EZR では，直接，a (= 0.05) と比較できるよう換算した P 値が出力される．平均値の差およびその 95%信頼区間は出力されない．

5. ダネット検定（Dunnett test）―多重比較法

独立した3群以上の間で，対照群と，残りの各群の間で対比較を行う多重比較法です．対比較ごとのt値，および，自由度の計算はボンフェローニ補正法と同じですが，通常のt分布ではなく，ダネット法のための特別な理論的確率分布を用いて，個々のt値に対応するP値を求め，系全体の有意水準5%と比較します．

【数値例6-7】···

　薬剤A（対照）群と薬剤B群，および，薬剤A（対照）群と薬剤C群の間で，検査値T2の平均値に差があるかどうか検定する．

使用データ

【数値例6-6】（☞ p.118）と同じ．

◆ EZR を利用

［統計解析］→［連続変数の解析］→［3群以上の間の平均値の比較（一元配置分散分析 one-wayANOVA）］

ダイアログボックスで［目的変数］の中から「検査値2」，［比較する群］の中から「群」を選択．［2組ずつの比較］の中から「Dunnettの多重比較」を選択．

対比較

薬剤A群 vs B群：P＝0.028，薬剤A群 vs C群：P＝0.140

まとめ ▶ 薬剤A（対照）群の方が薬剤B群より検査値T2の平均値が高い（P＝0.028）．両群の平均値の差（15.350）の95%信頼区間は1.15から29.19．

6. 1元配置分散分析(one way analysis of variance, one way ANOVA)

　3群以上の間で，群ごとの母平均値の，少なくともいずれか1つが，他と異なるかどうかを検定する手法．1元配置とは，研究目的としてとりあげた要因が1つだけであることを表しています．t検定と並んで，パラメトリック検定法の代表的な手法です．

　分散分析では，多重比較法とは異なり，個々の群の比較はできません（**表6-1**）．あまり実用的な手法ではないように思えるかもしれませんが，次項の2元配置分散分析を初めとして，さらに高度な解析を行うことができる拡張性の高い手法なので，考え方をしっかり理解しておきましょう．

表6-1　1元配置分散分析と多重比較法の比較

	1元配置分散分析	多重比較法
帰無仮説	帰無仮説は1つだけ． 「すべての群(水準)の母平均値に差はない」 検定の繰り返しによる多重性の問題は生じない．	帰無仮説は対比較ごとに立てる． 「2群の母平均値に差はない」 検定を繰り返すことになるので，多重性の問題に対処しなければならない．
結論	検定結果が有意なら，「いずれかの群(水準)の母平均値が，他の母平均値と異なっている」 (どの群とどの群が異なるかは分からない)	検定結果が有意なら，対比較ごとに，「群間に差がある」

6.2.6　1元配置分散分析

ちょっと寄り道 9

分散分析の原理

　分散分析では，研究目的としてとりあげた要因を因子 (factor)，因子をいくつかの条件で分けたものを水準 (level) と呼びます．例えば，複数の薬剤を比較した研究では，「因子」は薬剤投与，「水準」は投与された薬剤の種類（例えば，薬剤 A，薬剤 B など，多重比較法で「群」と呼んでいたもの）です．

　分散分析の原理を理解するには，何らかの測定記録紙上で，ノイズに埋もれている小さな信号を読み取ることを想像するとよいでしょう．

　まず，データ全体の変動を，研究目的としてとりあげた要因による変動部分と，個体差などの誤差による変動部分に分解するところから始めます．

データ全体の変動 (t) ＝要因による変動部分 (a) ＋誤差による変動部分 (e)

1) データの変動の指標：偏差平方和 (SS) を求める

　データの変動とは，平均値の周りの各データ点の散らばり具合を数値で表したものです．これを表す指標として何を用いたらよいでしょうか？

　平均値から各データ点の偏差 (deviation) で表せそうに思えますが，偏差は正にも負にもなり，すべて足し合わせると必ず 0 になってしまいます．そこで，すべての偏差を 2 乗してから足し合わせます．これが偏差平方和 (sum of squares, SS) です．既に，標準偏差の計算でやりましたね（☞ p.63）．

　偏差平方和には加法性があります．

全体の偏差平方和 (SS_t) ＝要因の偏差平方和 (SS_a) ＋誤差の偏差平方和 (SS_e)

　要因による変動があれば，誤差によるノイズがかたまりで上昇したり下降したりしている状態が判別できますが，要因による

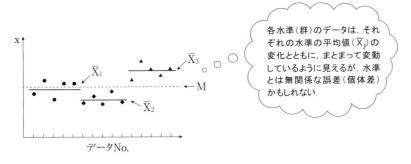

図 6-4　データの変動

変動がなければ，ノイズが一様に続いて見えるでしょう（**図6-4**）．

2）自由度（df）を求める

分散分析の帰無仮説，「すべての群の母平均値は等しい」を検定するには，要因による変動が，誤差による変動の大きさに比べて，偶然では起りえないほど大きいかどうかを比較しなければなりませんが，偏差平方和（SS）はデータ数が多いほど大きくなるのでこのままでは比較できません．

そこで，自由度（df）で割って，1自由度あたりの変動を比較します．自由度も偏差平方和と同様，加法性があります．

全体の自由度(df_t)＝要因の自由度(df_a)＋誤差の自由度(df_e)

3）分散（V）を求める

誤差および要因の偏差平方和（SS）を，それぞれの自由度（df）で割って分散（variance, V）を求めます．分散とは，1自由度あたりの偏差平方和を表しており，平均平方（mean square, MS）と呼ぶことも

あります．

4）分散比（F）を求める

要因による変動（本物の信号）と，誤差による変動（ノイズ）の大きさを，分散比（F ratio）で表して比較します．

「すべての群の母平均値は等しい」という帰無仮説が正しければ，要因の分散（V_a）は誤差の分散（V_e）に近い値となります．つまり，分散比$\fallingdotseq$1. ちょっと飛び出しているように見えるピークがあっても，本当の信号ではなく，ただの大きなノイズに過ぎないということです．

5）P値を求める

分散比がどの程度なら要因による有意な変動があると言えるかは，自由度に依存します．F分布（F distribution）を表す関数用いて，分散比（F値）に対応するP値を求めます．

以上の結果を分散分析表（ANOVA table）にまとめます．

	偏差平方和（SS）	自由度（df）	分散（V）	分散比（F）	P値
因子〈薬剤〉	SS_a	df_a	V_a	V_a/V_e	P
誤差	SS_e	df_e	V_e		
全体	SS_t	df_t			

（参考文献 15）

6.2.6　1元配置分散分析　　*125*

【数値例6-8】

　3つの薬剤群間で，検査値 T2 の平均値のいずれかが他と異なっている
か検定する.

使用データ

【数値例6-6】（☞ p.118）と同じ.

ID	要因：投与薬剤		
	水準1：薬剤A	水準2：薬剤B	水準3：薬剤C
1	123	134	142
2	170	164	146
3	186	115	180
……	……	……	……
19	154	129	110
20	148	134	136
j 水準の平均値 ($\overline{X}_j$)	156.80	141.45	145.90

　　水準の数：k＝3，各水準のデータ数：いずれも n＝20.

　　3群を合併した全体平均値：M＝（156.80＋141.45＋145.90）/3＝148.05

excel　統計関数使用

　　j 水準の i 番目のデータ：x_{ij},

1）偏差平方和（SS）を求める.

　　全体の偏差平方和」（SS_t）

$$SS_t = \Sigma\Sigma(x_{ij} - M)^2$$

$$= (123 - 148.05)^2 + (170 - 148.05)^2 + \cdots\cdots + (136 - 148.05)^2 = 23716.85$$

　　誤差の偏差平方和（SS_e）

$$SS_e = \Sigma\Sigma(x_{ij} - \overline{X}_j)^2$$

$$= (123 - 156.80)^2 + (170 - 156.80)^2 + \cdots\cdots + (136 - 145.90)^2 = 21221.95$$

　　要因の偏差平方和（SS_a）

$$SS_a = SS_t - SS_e$$

$$= 23716.85 - 21221.95 = 2494.90$$

2) 自由度（df）を求める.

全体の自由度（df_t）

$$df_t = k \times n - 1$$
$$= 3 \times 20 - 1 = 59$$

誤差の自由度（df_e）

$$df_e = k \times (n - 1)$$
$$= 3 \times (20 - 1) = 57$$

要因の自由度（df_a）

$$df_a = df_t - df_e$$
$$= 59 - 57 = 2$$

3) 分散（V）を求める.

誤差の分散（V_e）

$$V_e = SS_e / df_e$$
$$= 21221.95 / 57 = 372.31$$

要因の分散（V_a）

$$V_a = SS_a / df_a$$
$$= 2494.90 / 2 = 1247.45$$

4) 分散比（F）を求める.

$$F = V_a / V_e$$
$$= 1247.45 / 372.31 = 3.351$$

5) P値は, *FDIST（F, 第1自由度, 第2自由度）* を利用して計算. F分布の第1自由度は要因の自由度（df_a）, 第2自由度は誤差の自由度（df_e）.

$$P = FDIST(3.351, 2, 57)$$
$$= 0.042$$

分散分析表にまとめると,

6.2.6　1元配置分散分析　　*127*

	偏差平方和 (SS)	自由度 (df)	分散 (V)	分散比 (F)	P 値
因子〈薬剤〉	2494.90	2	1247.45	3.351	0.042
誤差	21221.95	57	372.31		
全体	23716.85	59			

◇分析ツール［分散分析：一元配置］により，記述統計および分散分析表が得られる．

◆EZR を利用

　［統計解析］→［連続変数の解析］→［3 群以上の間の平均値の比較（一元配置分散分析 one-wayANOVA)］

　ダイアログボックスで［目的変数］の中から「検査値 2」，［比較する群］の中から「群」を選択．

■まとめ　いずれかの群（水準）の検査値 T2 の平均値が他と異なる（P = 0.042）．

7. 2元配置分散分析(two way analysis of variance, two way ANOVA)

研究目的とする因子が2つある分散分析法.

1因子の場合と同様，データ全体のばらつきを，実験目的としてとりあげた要因による変動部分と，個体差などの誤差による変動部分に分解することから始めますが，これらに加えて，要因間の交互作用という新たな変動を分離することができます.

基本的な統計用語

交互作用（interaction）：要因を同時に調べた時，データに対するそれらの影響が加法的でないこと．交互作用に対して，個々の変数の作用を主作用（main effect）と呼ぶ.

データ全体の変動（t）＝因子 a の主作用による変動（a）

　　　　　　　　　＋因子 b の主作用による変動（b）

　　　　　　　　　＋因子 a と因子 b の交互作用による変動部分(a×b)

　　　　　　　　　＋誤差による変動（e）

最初に調べることは，「交互作用があるか，否か」です．なぜなら，交互作用はそれを構成する要因として，主作用も含んでいるからです．交互作用の項だけが有意で，主作用の項はどれも有意でないということはありえません.

（参考文献 15）

6.2.7 2元配置分散分析   *129*

【数値例6-9】··

性別で分けて，3つの薬剤群間で，検査値T2の平均値のいずれかが他と異なっているか検定する．

使用データ

変数 No.	①	②	⑧
ID	群	性別	検査値 T2
1	薬剤 A	男性	123
2	薬剤 A	女性	170
3	薬剤 A	女性	186
……	……	……	……
59	薬剤 C	女性	110
60	薬剤 C	男性	136

記述統計

	性別	データ数	検査値 T2	
			平均値	標準偏差
薬剤 A 群	女性	13	158.38	15.84
	男性	7	153.86	26.60
	合計	20	156.80	19.67
薬剤 B 群	女性	13	132.00	15.28
	男性	7	159.00	20.23
	合計	20	141.45	21.24
薬剤 C 群	女性	10	144.80	20.38
	男性	10	147.00	13.07
	合計	20	145.90	16.70
合計	女性	36	145.08	20.05
	男性	24	152.50	19.62
	合計	60	148.05	20.05

◆ EZR を利用

［統計解析］→［連続変数の解析］→［複数の因子での平均値の比較（多元配置分散分析 multi-wayANOVA)］

ダイアログボックスで［目的変数］の中から「検査値2」，［因子］の中から

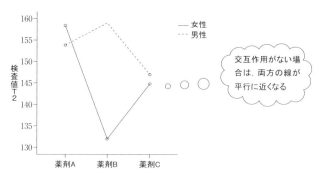

図 6-5　薬剤と性別の交互作用図

「群」と「性別」を選択し，[交互作用の解析も行う] を選択.

	偏差平方和 (SS)	自由度 (df)	分散比 (F)	P 値
切片	1252579	1	3802.6208	<2e−16*
主作用〈薬剤〉	1338	2	2.0306	0.14116
主作用〈性別〉	952	1	2.8895	0.09491
交互作用〈薬剤＊性別〉	2525	2	3.8324	0.02777
誤差	17788	54		

まとめ　薬剤と性別の交互作用がある（P＝0.028）．すなわち，性別によって検査値 T2 に対する薬剤の影響が異なる（男女に分けて，それぞれの薬剤の効果を一元配置分散分析により評価する必要がある）．

> **✎ 論文を書く時の注意事項**
>
> 【数値例 6−9】では，交互作用がある場合，性別および薬剤の主作用は意味を持たない．したがって有意差があっても報告しない．交互作用がない場合は，主作用〈薬剤〉および主作用〈性別〉の P 値を報告する．

＊＜2e−16 とは 2×10 の−16 乗以下．このような記述方法は科学的表記法と呼ばれ，非常に大きな，または非常に小さな数を表記する場合に使われる．

8. 反復測定分散分析（repeated-measures analysis of variance, repeated-measures ANOVA）

　同一個体から，複数回データをとった場合に用いる分散分析法．通常，経時的測定データに用います．対応のある t 検定の拡張版であり，反復測定因子と独立している因子を同時に検定できます．例えば，複数の薬剤群間で，薬剤投与前後にとったデータを比較する場合は 2 元配置反復測定分散分析を用いて，投与薬剤，測定時点（3 点以上も可），および，それらの交互作用を調べることができます．

【数値例 6−10】

　3 つの薬剤群間で，検査値 T1（投与前）と検査値 T2（投与後）の平均値に差があるかどうか検定する．

使用データ

変数 No.	①	⑦	⑧
ID	群	検査値 T1 （投与前）	検査値 T2 （投与後）
1	薬剤 A	172	123
2	薬剤 A	184	170
3	薬剤 A	192	186
……	……	……	……
59	薬剤 C	195	110
60	薬剤 C	179	136

◆ EZR を利用

　［統計解析］→［連続変数の解析］→［対応のある 2 群以上の間平均値の比較（反復［経時］測定分散分析）］

　ダイアログボックスで［反復測定したデータを示す変数］の中から「検査値 1」と「検査値 2」，［群別する変数］の中から「群」を選択．

	偏差平方和（SS）	自由度（df）	分散比（F）	P 値
切片	3069441	1	10685.5415	＜2.2e−16
主作用〈薬剤〉	1388	2	2.4162	0.09835
主作用〈時間〉	16946	1	82.9046	1.04e−12
交互作用〈薬剤＊時間〉	1218	2	2.9785	0.05884

まとめ 薬剤投与前（検査値 T1）と投与後（検査値 T2）の間に差がある（P＜0.001）．投与薬剤群間に差はない（P＝0.098）．投与薬剤と時間の交互作用はない（P＝0.059）．

9. 共分散分析 (analysis of covariance, ANCOVA)

分散分析と線形回帰分析 (☞ p.175) を組み合わせた手法. 同一個体から得た2種類の変量の間に直線的な関係がある時, 片方の影響を取り除いて分散分析を行いたい場合に用います. 検査値 T2 (例えば, 血圧) が年齢によって変化する場合, 投与薬剤群間で年齢分布が異なると, 検査値 T2 の平均値を直接比較できません*. 本法を用いると, 研究目的とする変量 (検査値 T2) を従属変数, 直線関係にある変量 (年齢) を共変量 (covariate) として解析に組み込んで, その影響を取り除いた上で, 投与薬剤群間で分散分析を行うことができます.

【数値例6−11】

薬剤 A 群と薬剤 B 群の間で, 検査値 T2 の平均値に差があるかどうか年齢の影響を取り除いて検定する.

使用データ

変数 No.	①	③	⑧
ID	群	年齢	検査値 T2
1	薬剤 A	58	123
2	薬剤 A	52	170
3	薬剤 A	65	186
……	……	……	……
39	薬剤 B	64	129
40	薬剤 B	69	134

---

*臨床試験 X のデータは, 群間で年齢の平均値に差がないので, 通常の分散分析を行うことができる.

134   6 推測統計で用いられるさまざまな手法

◆ EZR を利用

"trialxAB"（☞ p.51）を読み込む

［統計解析］→［連続変数の解析］→［連続変数で補正した 2 群以上の間の平均値の比較（共分散分析 ANCOVA)].

ダイアログボックスで［目的変数］の中から「検査値 2」，［比較する群］の中から「群」，［補正に用いる連続変数］の中から「年齢」を選択.

	偏差平方和（SS)	自由度（df)	分散比（F)	P 値
切片	12901.1	1	32.0640	1.799e − 6
主作用〈薬剤〉	2714.4	1	6.7463	0.0134
主作用〈年齢〉	1035.1	1	2.5725	0.1172
誤差	14887.1	37		

まとめ 年齢で補正すると薬剤 A 群と B 群の間で検査値 T2 の差がある（P ＝ 0.013).

[2]　順序カテゴリデータの比較―ノンパラメトリック検定法

　医療分野では，一連の測定データを大きさにより順位（rank）をつけて計算
した順位統計量（order statistic）を用いる検定法をノンパラメトリック検定法
（non-parametric test）と呼んでいます．前項で述べたように，正規性の前提条
件が成り立たない連続量データにも用いることができます（☞ p.105）．

▶パラメトリック検定法との対応
　群間比較に用いる主なパラメトリック検定法には，それぞれに相当するノン
パラメトリック検定法があります．

表 6-2　群間の比較に用いるパラメトリック検定法とノンパラメトリック検定法

			パラメトリック検定	ノンパラメトリック検定
対応のない2群	対比較		対応のないt検定	マン・ホイットニー検定
対応のある2群	対比較		対応のあるt検定	ウィルコクソン符号付き順位検定
対応のない3群以上	系全体として検定		（要因）分散分析	クラスカル・ウォリス検定
	対比較（多重比較法）	すべての群間比較	チューキー検定	スティール・ドゥワス検定
		対照群との比較	ダネット検定	スティール検定
		どのような比較も可能	ボンフェローニ法，ホルム法	
対応のある3群以上	系全体として検定		反復測定分散分析	フリードマン検定

136   6 推測統計で用いられるさまざまな手法

10. マン・ホイットニー検定（Mann-Whitney test）

対応のない2群間で順序カテゴリデータの比較を行います．正規性の前提条件を満たさない連続量の比較にも用いることができます．ウィルコクソン順位和検定（Wilcoxon's rank sum test）*とも呼ばれます．

【数値例6-12】

薬剤A群と薬剤B群で，評価2の順位和に差があるかどうか検定する．

使用データ

変数No.	①	⑥
ID	群	評価2
1	薬剤A	1
2	薬剤A	4
3	薬剤A	4
……	……	……
39	薬剤B	2
40	薬剤B	2

◆ EZR を利用

"trialxAB"（☞ p.51）を読み込む

［統計解析］→［ノンパラメトリック検定］→［2群間の比較（Mann-Whitney U検定）］

ダイアログボックスで［目的変数］の中から「評価2」，［比較する群］の中から「群」を選択．

＊ウィルコクソンの順位和検定という名称は，ウィルコクソン符号付き順位検定（Wilcoxon's signed rank test）と混同しやすいので，できるだけ用いない方がよい．

	最小値	25 パーセンタイル値	中央値	75 パーセンタイル値	最大値	P値
A 群	1	2.75	3.5	4	5	0.00392
B 群	1	1.00	2.0	3	4	

　評価2の数値がどのような順序カテゴリデータと対応しているかによって，具体的な結論を導く．

　例えば，健康状態をあらわしており，非常に良い：1，良い：2，普通：3，悪い：4，非常に悪い：5の場合，薬剤B群の中央値が薬剤A群の中央値より小さいので，以下のような結論になる．

まとめ　薬剤B群の方がA群に比べて健康状態が良い（P = 0.004）．

ちょっと寄り道 10

順位統計の原理

　例えば，AとBの2種類の治療を，それぞれ3人の被験者に対して行ない，患者の症状を10点スケールで評価する場合を想定してみましょう．

　　A群：2点, 4点, 8点
　　B群：5点, 9点, 10点

1) 両群のデータを混ぜて，小さいものから順位をつける．

　　A群：2点(1位), 4点(2位), 8点(4位)
　　B群：5点(3位), 9点(5位), 10点(6位)

2) 両群の順位和を求める．

　　A群の順位和：$T_A = 1 + 2 + 4 = 7$
　　B群の順位和：$T_B = 3 + 5 + 6 = 14$

　データの値が同じ場合には同順位になるので順位の平均値をとります．例えば，A群の4位のデータが，8点ではなく9点だった場合，B群の5位と同順位になりますから，順位の平均値をとり，どちらも，(4位 + 5位)/2 = 4.5位とします．他の順位はそのまま変わりません．

3) 順位和を検定する．

　実際に観察された順位和が，あらかじめ計算した順位和の出現確率分布のどのあたりに位置するかを調べれば，実際に群間に差があるのか，あるいは，偶然起りうることなのかが検定できます．

138　　6 推測統計で用いられるさまざまな手法

ところで，順位和の出現確率とは何でしょう？

これを計算するためには，まず，とりうる順位の組み合わせをすべて数え上げなければなりません．この例のように，2 群に 3 つずつ，計 6 つのデータがある場合，とりうる順位の組み合わせは，

$$_6C_3 = \frac{6!}{3!(6-3)!} = 20$$

20 通りの組み合わせを列挙すると，順位和の小さい方（A 群）では，表 6-3 のようになります．

これが，順位和の出現確率分布です．観察された A 群の順位和は 7 ですが，これは偶然の結果でしょうか？

この値，および，これより極端な値（この場合は 7 より小さな値）となる確率は，20 通りの組み合わせのうち 2 つだけなので，P＝2/20＝0.1．これが片側検定の P 値です．両側検定では 2 倍の P＝0.2 となります．

各群のデータ数がたった 3 例でさえ，かなりの手間がかかる計算であることがわかります．例数が増えるに従って順位の組み合わせの数は膨大になり，実際に数え上げるのは最近のコンピュータの能力でもかなりの負担になります．

統計ソフトでは，順位和の出現確率が正規分布に近似することを利用して計算して

います．ノンパラメトリック検定で正規分布が利用されているのは奇妙な感じがするかもしれませんが，データそのものではなく，順位和の出現確率が正規分布に従うからです．

表6-3　A 群の順位和

	A 群の順位の 組み合わせ	A 群の順位和 （T_A）
1	1, 2, 3	6
2	1, 2, 4	7
3	1, 2, 5	8
4	1, 3, 4	8
5	1, 2, 6	9
6	1, 3, 5	9
7	2, 3, 4	9
8	2, 3, 5	10
9	1, 3, 6	10
10	1, 4, 5	10
11	1, 4, 6	11
12	2, 3, 6	11
13	2, 4, 5	11
14	1, 5, 6	12
15	2, 4, 6	12
16	3, 4, 5	12
17	2, 5, 6	13
18	3, 4, 6	13
19	3, 5, 6	14
20	4, 5, 6	15

（参考文献 4）

11. ウィルコクソン符号付き順位検定(Wilcoxon's signed rank test)

対応のある2群間で順序カテゴリデータの比較を行います．対応のある t 検定の場合と同様，個々のデータのかわりに，対応のあるデータの差を1つの変量と見なします．

【数値例6-13】

薬剤 A を投与する前（評価1）と後（評価2）で差があるかどうか検定する．

使用データ

変数 No. ID	⑤ 評価1 (投与前)	⑥ 評価2 (投与後)	正／負
1	4	1	負
2	5	4	負
3	5	4	負
……	……	……	……
19	4	3	負
20	4	2	負

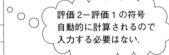

評価2－評価1の符号自動的に計算されるので入力する必要はない．

◆ EZR を利用

"trialxA" を読み込む

［統計解析］→［ノンパラメトリック検定］→［対応のある2群間の比較（Wilcoxon 符号付順位和検定）］

ダイアログボックスで［第1の変数］の中から「評価1」，［第2の変数］の中から「評価2」を選択．

	データ対*の数
負の順位　　　（評価 2＜評価 1）	12
正の順位　　　（評価 2＞評価 1）	4
同順位　　　　（評価 2＝評価 1）	4
合計	20

P＝0.02927

　例えば，健康状態が　非常に良い：1，良い：2，普通：3，悪い：4，非常に悪い：5の場合，評価2＜評価1の被験者数の方が，評価2＞評価1の被験者数より多いので，以下のような結論になる．

まとめ　薬剤Aの投与後，投与前より健康状態が良くなった（P＝0.029）．

＊ EZRではデータ対の数は出力されない．excelにより評価2と評価1のスコアの差を求めて正負の数をカウントする必要がある．

12. クラスカル・ウォリス検定 (Kruskal-Wallis test)

　3群以上の間で対応のないデータの順位和を比較する手法. ノンパラメトリックな分散分析と呼ばれることもあります. マン・ホイットニー検定と同様, すべての群のデータを混ぜて大きさの順に並べ, データの値の小さいものから順に順位をつけ, 順位和を比較します.

　どの群とどの群の間に差があるかを調べるにはノンパラメトリックな多重比較法を用います. 例えば, すべての群間で対比較する場合はスティール・ドゥワス検定 (Steel-Dwass test), 対照群との対比較する場合はスティール検定 (Steel test) を行います.

【数値例6-14】

　3つの薬剤群間で, 評価2の中央値のいずれかが他と異なっているか検定する.

使用データ

変数No.	②	⑥
ID	群	評価2
1	薬剤A	1
2	薬剤A	4
3	薬剤A	4
……	……	……
59	薬剤C	1
60	薬剤C	1

◆ EZR を利用

　［統計解析］→ ［ノンパラメトリック検定］→ ［3群以上の間の比較 (Kruskal-Wallis 検定)］

　ダイアログボックスで ［目的変数］の中から「評価2」, ［グループ］の中から「群」を選択.

中央値
薬剤 A 群：3.5，薬剤 B 群：2.0，薬剤 C 群：2.5
P = 0.01377

　例えば，健康状態が非常に良い：1，良い：2，普通：3，悪い：4，非常に悪い：5 の場合，いずれかの群の評価 2 の中央値が他と異なっていることから，以下のような結論になる．

まとめ　いずれかの群*の健康状態が他の群と異なっている（P = 0.014）．

＊ EZR では対比較も同時にできる．ダイアログボックスで［2 組ずつの比較］の中から［post-hoc 検定　Steel-Dwass の多重比較］，あるいは，［post-hoc 検定　Steel の多重比較］にチェック．

13. フリードマン検定 (Friedman test)

2群以上の間で対応のあるデータの順位和を比較する手法. 反復測定分散分析のノンパラメトリック版. 2群間で対応のあるデータにはウィルコクソン符号付き順位検定 (☞ p.139) が用いられることが多く, 通常, 同一個体から経時的に3回以上データをとる場合に用いられます.

【数値例6−15】

薬剤Aを投与する前 (評価1) と後 (評価2) で差があるかどうか検定する.

使用データ

【数値例6−13】と同じ.

◆ EZR を利用

"trialxA" (☞ p.51) を読み込む

[統計解析] → [ノンパラメトリック検定] → [対応のある3群以上の間の比較 (Friedman 検定)]

ダイアログボックスで [繰り返しのある変量] の中から「評価1」と「評価2」を選択 (3回以上測定されている場合はすべて選択).

中央値[*]
評価1：4.0, 評価2：3.5
P＝0.0455

---

[*] EZR では中央値は出力されないので [連続変数の要約] により求める.

144   6 推測統計で用いられるさまざまな手法

　例えば，健康状態が　非常に良い：1，良い：2，普通：3，悪い：4，非常に悪い：5の場合，評価2の中央値の方が評価1の中央値より小さいので，以下のような結論になる．

まとめ　薬剤Aの投与後，投与前より健康状態が良くなった（P＝0.046）．

6.2.13　フリードマン検定　*145*

[3]　2値データ，および，順序のないカテゴリデータの比較

　2値データや順序のないカテゴリデータは，数字で表されていてもデータの値や順序に意味がありません．したがって，群間で比較するには，連続量データや順序カテゴリデータのようにデータそのものを比較するのではなく，各カテゴリの出現度数（人数，個数など）を比較します．

▶観測度数

　各カテゴリの出現度数（frequency）はクロステーブル（cross table）の形式でまとめます．n個のカテゴリに分類されているデータの度数を，m群間で比較する場合は，m行，n列のクロステーブルになります（n行，m列としても同等）．これをm×nクロステーブル，あるいは，m×n分割表（contingency table）と呼び，テーブルの升目をセル（cell）と呼びます．

　例えば，薬剤A群と薬剤B群との間で，有効と無効（2値データ）の例数を比較する場合，観測度数（observed frequency）の2×2クロステーブルは以下のようになります．

	無効	有効	合計
薬剤A群	a	c	a＋c
薬剤B群	b	d	b＋d
合計	a＋b	c＋d	a＋b＋c＋d＝n

(a, b, c, d, および，n は人数)

▶期待度数

群間で有効率に差がなければ，各カテゴリの出現率が等しくなりますから，有効／無効の出現率は両群を併合した時の値となるはずです．したがって，有効率および無効率は，

両群を併合した無効率 $= (a+b)/n$

両群を併合した有効率 $= (c+d)/n$

期待度数（expected frequency）をクロステーブルにまとめると，以下のようになります．

	期待無効数	期待有効数	合計
薬剤A群	$(a+c) \times (a+b)/n$	$(a+c) \times (c+d)/n$	$a+c$
薬剤B群	$(b+d) \times (a+b)/n$	$(b+d) \times (c+d)/n$	$b+d$
合計	$a+b$	$c+d$	$a+b+c+d=n$

ちょっと寄り道 11

2つのカテゴリ変数の関係

2つ以上の群間で，順序がないカテゴリデータの度数を比較する χ^2 検定では，m個のカテゴリに分けた「群」を表す変数と，n個のカテゴリに分類されている「アウトカム」を表す変数という，2種類のカテゴリ変数の間に，何らかの関係があるのか，あるいは，無関係（独立）なのかを検定することから，「独立性の検定」と呼ばれています．

例えば，血液型はどの地域にも同じ割合で分布しているのか，あるいは，地域によって分布に違いがあるのかを調べたい場合，以下のような，m×nクロステーブルに出現比率をまとめます（表6-4）．

帰無仮説は「2つのカテゴリ変数は独立である」です．つまり，「血液型の分布は地域に依存しない（関係がない）」ということです．帰無仮説が棄却された場合，「一方の変数は他方の変数に依存する」という対立仮説を採択することになります．「血液型の分布は地域に依存する（関係がある）」ということです．

群分けやアウトカムのカテゴリ数が少ない場合は，このような表現はわかりにくいので，「群間で，各カテゴリの出現率に差がある」と，言い換えた方がよいでしょう．この例の場合は，「地域によって，各血液型の出現率が異なる」という結論になります．

表6-4 血液型の地域分布をまとめた4×5クロステーブル

		変数1：地域					
		地域P	地域Q	地域R	地域S	地域T
変数2：血液型	A型					
	B型					
	AB型					
	O型					

14. 独立性の χ^2 検定（χ^2 test for independence）

2つ以上の群間で，順序がないカテゴリデータの度数を比較する手法．単に，χ^2 検定（χ^2 test）と呼ぶこともあります．

> ✎ **論文を書く時の注意事項**
>
> χ^2 検定（χ^2 test）とは，χ^2 分布（χ^2 distribution）を利用する検定法の総称であり，「χ^2 検定」という名前がついていないものも含めて複数の χ^2 検定がある．検定結果を報告する際には，必ず検定法の区別ができる名称を用いる．

▶ クロステーブルの検定

χ^2 検定では，すべてのセルに関して，観測度数と期待度数にどれほど開きがあるのかを χ^2 分布（χ^2 distribution）を利用して検定します．ただし，χ^2 分布は連続量の理論的確率分布であり，離散量に用いる場合は近似計算を行います．

すべてのセルの期待度数（E）が5以上という条件を満たさない場合は χ^2 分布への近似が悪くなるので，イェーツの補正（Yates' correction）を行います．

6.2.14 独立性の χ^2 検定　　*149*

【数値例6−16ⓐ】...

　　薬剤 A 群と薬剤 B 群で，有効／無効数の差があるかどうか検定する．

....

使用データ

変数 No.	③	④
ID	群	効果
1	薬剤 A	有効
2	薬剤 A	無効
3	薬剤 A	無効
……	……	……
39	薬剤 B	有効
40	薬剤 B	有効

excel　統計関数使用

1) 観察度数（O）と期待度数（E）をクロステーブルとしてまとめる．

	観察無効数	観察有効数	合計
薬剤 A 群	14	6	20
薬剤 B 群	7	13	20
合計	21	19	40

	期待無効数	期待有効数	合計
薬剤 A 群	$20 \times 21/40 = 10.5$	$20 \times 19/40 = 9.5$	20
薬剤 B 群	$20 \times 21/40 = 10.5$	$20 \times 19/40 = 9.5$	20
合計	21	19	40

2) χ^2 値を求める．各セルの O と E の差を2乗して期待値で割る．すべての
セルで同様の計算をして総和を求める．通常はイェーツの補正を行う．

150　　6 推測統計で用いられるさまざまな手法

$$\text{補正 } \chi^2 = \Sigma \frac{(|O-E|-0.5)^2}{E}$$

$$= \frac{(|14-10.5|-0.5)^2}{10.5} + \frac{(|7-10.5|-0.5)^2}{10.5}$$

$$+ \frac{(|6-9.5|-0.5)^2}{9.5} + \frac{(|13-9.5|-0.5)^2}{9.5}$$

$$= 3.609$$

3）利用する χ^2 分布の自由度，df を求める．m×n クロステーブルの場合の自由度，df は，

$$\text{df} = (m-1) \times (n-1)$$
$$= (2-1) \times (2-1) = 1$$

4）P 値は，*CHIDIST*(χ^2, *自由度*) を利用して計算．

$$\text{P} = \text{CHIDIST} (3.606, 1)$$
$$= 0.057$$

◆EZR を利用

"trialxAB" (☞ p.51) を読み込む

［統計解析］→［名義変数の解析］→［分割表の作成と群間の比率の比較（Fisher の正確検定）］

ダイアログボックスで［行の選択］に「群」，［列の変数］に「効果」を選択．［仮説検定］は「カイ 2 乗検定」を選択．

あるいは，

［統計解析］→［名義変数の解析］→［分割表の直接入力と解析］

ダイアログボックスで観察度数のクロステーブルの数値を直接入力し，［仮説検定］は「独立性のカイ 2 乗検定（連続補正有り）」を選択（**図 6-6**）．

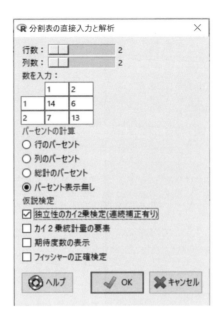

図 6-6　分割表の直接入力と解析のダイアログボックス

イェーツの補正 $\chi^2 = 3.609$,　df $= 1$,　P $= 0.05747$

まとめ　薬剤 A 群と薬剤 B 群における有効率に差がない（P $= 0.057$）.

📝 **論文を書く時の注意事項**

両側検定では，有意水準を 5% とした場合
- P＜0.05：「群間で，各カテゴリの出現率に差がある」であるが，事後的に，出現率を比較して，「○○群の方が△△群より高い」などの結論を導く.
- P≧0.05：「群間で，各カテゴリの出現率に差があるか否か，どちらともいえない」であるが，便宜的に「差がない」と表現する.

152 6 推測統計で用いられるさまざまな手法

15. フィッシャー直接確率法（Fisher's exact test）

2 群間で，2 値データの度数を比較する手法．フィッシャー正確確率法とも呼ばれます．セルの期待値が小さい場合にも正確な出現確率が求まります（〈ちょっと寄り道 5〉☞ p.94）．

【数値例 6−16 ⓑ】

薬剤 A 群と薬剤 B 群で，有効／無効数の差があるかどうか検定する．

使用データ

【数値例 6−16 ⓐ】（☞ p.149）と同じ．

◆ EZR を利用

"trialxAB"（☞ p.51）を読み込む

［統計解析］→［名義変数の解析］→［分割表の作成と群間の比率の比較（Fisher の正確検定）］

ダイアログボックスで［行の選択］に「群」，［列の変数］に「効果」を選択．［仮説検定］は「Fisher の正確検定」を選択．

P = 0.05616

まとめ 薬剤 A 群と薬剤 B 群における有効率に差がない（P = 0.056）．

16. 比率の比較—リスク比とオッズ比

2群間で，2値データをリスク（risk），または，オッズ（odds）で表して比較する手法．14. 独立性の χ^2 検定，および，15. フィッシャー直接確率法が，データの出現度数を用いて統計学的仮説検定を行うの対して，本法では，リスク比やオッズ比などの「比率(割合)の比」とその信頼区間を求めて区間推定を行います．

▶リスクとオッズの計算

独立性の χ^2 検定やフィッシャー直接確率法と同様，データの出現度数を2×2クロステーブルにまとめて，リスク，または，オッズを計算します．

	無効数	有効数	合計	リスク（無効率）	オッズ
薬剤A群	a	c	a+c	$P_1 = a/(a+c)$	$P_1/(1-P_1)$
薬剤B群	b	d	b+d	$P_2 = b/(b+d)$	$P_2/(1-P_2)$
合計	a+b	c+d	a+b+c+d=n		

(a, b, c, d，および，n は人数)

▶リスク比とオッズ比の区間推定

2つの群のリスク比（risk ratio），あるいは，オッズ比（odds ratio）を求めて区間推定を行います．いずれも信頼区間が1を含まなければ，群間で比率の差があるといえます．リスク比とオッズ比は研究デザインにより使い分ける必要があります（☞ p.189）．

154 　6 推測統計で用いられるさまざまな手法

【数値例6−16 ⓒ】

薬剤A群と薬剤B群で，有効／無効数の差があるかどうか推定する．

使用データ

【数値例6−16 ⓐ】（☞ p.149）と同じ．

excel　統計関数使用

1) 観察度数をクロステーブルとしてまとめ，各群のリスク，または，オッズを求める．

薬剤A群を対照群，薬剤B群を介入群とし，無効率をリスクとする（リスク比およびオッズ比の計算をしやすくするために，行を入れ替えてある）．

	無効数	有効数	合計	リスク（無効率）	オッズ
薬剤B(介入)群	7	13	20	$P_1 = 7/(7+13)$ $= 0.35$	$P_1/(1-P_1) = 0.35/(1-0.35)$ $= 0.538$
薬剤A(対照)群	14	6	20	$P_2 = 14/(14+6)$ $= 0.70$	$P_2/(1-P_2) = 0.7/(1-0.70)$ $= 2.333$
合計	21	19	40		

薬剤B（介入）群の薬剤A（対照）群に対するリスク比，および，オッズ比は，

$$リスク比 = \frac{P_1}{P_2}$$

$$= 0.35/0.70 = 0.500$$

$$オッズ比 = \frac{\dfrac{P_1}{1-P_1}}{\dfrac{P_2}{1-P_2}}$$

$$= 0.538/2.333 = 0.231$$

6.2.16　比率の比較—リスク比とオッズ比　　155

2）リスク比の信頼区間を求める.

①リスク比を対数変換して信頼区間を求める.

$$R = \ln \frac{P_1}{P_2}$$

$$= \ln 0.500 = -0.693$$

R の標準誤差：$SE = \sqrt{\dfrac{1}{a} - \dfrac{1}{a+c} + \dfrac{1}{b} - \dfrac{1}{b+d}}$

$$= \sqrt{\dfrac{1}{7} - \dfrac{1}{20} + \dfrac{1}{14} - \dfrac{1}{20}} = 0.338$$

$z(1 - 0.05/2)$（☞ p.81）を求める.　*NORMSINV（確率）* を利用して計算.
NORMSINV$(0.975) = 1.960$

R の信頼区間の下限：$L = R - z(1 - 0.05/2) \times SE$
$$= -0.693 - 1.960 \times 0.338 = -1.355$$
R の信頼区間の上限：$U = R + z(1 - 0.05/2) \times SE$
$$= -0.693 + 1.960 \times 0.338 = -0.030$$

②リスク比の信頼区間に変換する.

下限：$e^L = e^{-1.355} = 0.258$
上限：$e^U = e^{-0.030} = 0.970$

◆EZR を利用

［統計解析］→［名義変数の解析］→［2 群の比率の比の信頼区間の計算］
ダイアログボックスにクロステーブル（p.154）の値を入力，群 1 は「薬剤 B（介入）群」，群 2 は「薬剤 A（対照）群」とし，イベント数は「無効数」とする（**図 6-7**）.

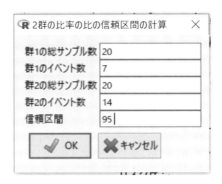

図6-7 2群の比率の比の信頼区間の計算のダイアログボックス

3) オッズ比の信頼区間を求める*.
 ①オッズ比を対数変換して信頼区間を求める.

$$Oz = \ln \frac{\frac{P_1}{1-P_1}}{\frac{P_2}{1-P_2}}$$

$$= \ln 0.231 = -1.465$$

Oz の標準誤差: $SE = \sqrt{\dfrac{1}{a}+\dfrac{1}{b}+\dfrac{1}{c}+\dfrac{1}{d}}$

$$= \sqrt{\dfrac{1}{7}+\dfrac{1}{14}+\dfrac{1}{13}+\dfrac{1}{6}} = 0.677$$

Oz の信頼区間の下限: $L = Oz - z(1-0.05/2) \times SE$

$$= -1.465 - 1.960 \times 0.677$$

$$= -2.791$$

Oz の信頼区間の上限: $U = Oz + z(1-0.05/2) \times SE$

$$= -1.465 + 1.960 \times 0.677$$

$$= -0.139$$

＊ EZRにオッズ比の計算のみを行う機能はないが,［統計解析］→［名義変数の解析］→［二値変数に対する多変量解析（ロジスティック回帰）］（☞ p.183）により求めることができる.

②オッズ比の信頼区間に変換する.

下限：$e^L = e^{-2.791} = 0.061$

上限：$e^U = e^{-0.139} = 0.870$

まとめ 薬剤 B（介入）群は薬剤 A（対照）群と比較して，有効率が高い.

リスク比：0.500（95％信頼区間　0.258 − 0.970）*

オッズ比：0.231（95％信頼区間　0.061 − 0.870）*

（参考文献 7）

＊比の 95％信頼区間に 1 が含まれていなければ有意水準 5％で差がある.

158   6 推測統計で用いられるさまざまな手法

17. 傾向性の χ^2 検定（χ^2 test for trend）

3つ以上の順序のある群間で，2値データの度数を比較する手法の総称．コクラン・アーミテージ検定（Cochran-Armitage test）や拡張マンテル法（Mantel-extension test）などがありますが，手法名を記載せず，単に傾向性の χ^2 検定（χ^2 test for trend）と書かれていることもあります．

【数値例6−17】··

　薬剤Ａ群，薬剤Ｂ群，薬剤Ｃ群を，それぞれ低用量群，中用量群，高用量群とした場合，有効率（効果）が用量依存的に変化するかどうか検定する．

使用データ

変数 No.	⑤	⑥
ID	群	効果
1	薬剤 A	有効
2	薬剤 A	無効
3	薬剤 A	無効
……	……	……
59	薬剤 C	有効
60	薬剤 C	無効

◆ EZR を利用

　［統計解析］→［名義変数の解析］→［比率の傾向の検定（Cochran-Armitage 検定）］

　ダイアログボックスで［二値変数］に「効果」，［群別する変数］に「群」，を選択．

	無効数	有効数
薬剤 A（低用量）群	14	6
薬剤 B（中用量）群	7	13
薬剤 C（高用量）群	11	9

傾向性 $\chi^2 = 0.90402$, df $= 1$, P $= 0.3417$

まとめ 有効率の変化は用量依存的ではない（P $= 0.342$）.

18. マクニマ検定（McNemar test）

2群間で，対応のある2値データの度数を比較する手法

【数値例6−18】

同一対象に対して，薬剤Aと薬剤Bの投与を行い，「効果」の一致／不一致を検定する．

使用データ

薬剤A群とB群の「効果」（変数No.⑥）を以下のように書き直して新たなデータセットとする．

No.	薬剤A	薬剤B
1	有効	無効
2	無効	有効
3	無効	有効
……	……	……
19	無効	有効
20	無効	有効

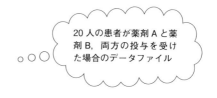

20人の患者が薬剤Aと薬剤B，両方の投与を受けた場合のデータファイル

◆ EZRを利用

［統計解析］→［名義変数の解析］→［対応のある比率の比較（二分割表の対称性の検定，McNemar検定）］

ダイアログボックスで［行の変数］に「薬剤A」，［列の変数］に「薬剤B」を選択．

6.2.18 マクニマ検定 *161*

		薬剤 B	
		無効	有効
薬剤 A	無効	5	9
	有効	2	4

$\chi^2 = 3.2727$, df = 1, P = 0.07044

まとめ 同一対象における薬剤 A と薬剤 B の「効果」(有効率) は一致して
いない (P = 0.070).

162 | 6 | 推測統計で用いられるさまざまな手法

19. マンテル・ヘンツェル検定 (Mantel-Haenszel test)

　層に分かれたクロステーブルの検定. コクラン・マンテル・ヘンツェル検定 (Cochran-Mantel-Haenszel test) とも呼ばれています.

【数値例 6−19】

　数値例【6−16 ⓐ】において, 有効率が男女で異なる場合, 薬剤 A 群 と薬剤 B 群で有効率を比較するクロステーブルを, さらに, 性別で階層 化する (男女に分けてクロステーブルを作る).

使用データ

変数 No.	⑦	⑧	②
ID	群	効果	性別
1	薬剤 A	有効	女性
2	薬剤 A	無効	女性
3	薬剤 A	無効	男性
……	……	……	
39	薬剤 B	有効	女性
40	薬剤 B	有効	女性

◆ EZR を利用

　"trialxAB" (☞ p.51) を読み込む

　[統計解析] → [マッチドペア解析] → [マッチさせたサンプルの比率の比較 (Mantel-Haenszel 検定)] *

　ダイアログボックスで [比較する群の変数] に「群」, [比率を比較する変数] に「効果」, [マッチさせた層を示す変数] に「性別」を選択.

　＊ EZR ではクロステーブルは出力されない.

| 性別 | | | 効果 | | 合計 |
			無効	有効	
女性	群	A群	9	4	13
		B群	5	8	13
	合計		14	12	26
男性	群	A群	5	2	7
		B群	2	5	7
	合計		7	7	14
合計	群	A群	14	6	20
		B群	7	13	20
	合計		21	19	40

$\chi^2 = 3.4321$, df $= 1$, P $= 0.06394$

まとめ 薬剤 A 群と薬剤 B 群における有効率の男女差はない（P $= 0.064$）.

6.3　2種類の変数間の関係を調べる

[1]　相関分析（correlation analysis）

1つの個体から，2つの異なった連続量データ，または，順序カテゴリデータを得た場合に，それらの関連性の有無を調べる手法．変量の属性により異なった相関係数が用いられます．

> 基本的な統計用語
>
> **相関係数（correlation coefficient），r**：2つの変量の直線的な関係の強さの指標となる統計量．−1から+1までの値をとり，r＞0であれば正の相関，r＜0であれば負の相関がある．

▶散布図

相関分析が意味を持つのは，一方の変量の増加に従って，他方の変量が単調に増加，あるいは，減少するような関係がある場合だけです．曲線的な関係や2相性の変化などを調べることはできません．相関分析は外れ値（outlier）の

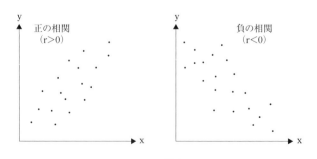

図 6-8　散布図

6.3 ２種類の変数間の関係を調べる　　*165*

影響を受けやすいので，２つの変量の関係を視覚的に調べるために散布図（scatter plots）を描きます（**図6-8**）．データの入力ミスなどを発見するのにも役立ちます．

▶相関係数の解釈

　相関係数が１または，－１であるということは，２つの変量が完全に連動しているということであり，一方の変量の値がわかれば，他方の変量の値も正確に予測することができることを意味しています．

　相関係数は統計量の一種でありながら，Ｐ値や信頼区間のように，少なくとも特定分野での暗黙の合意の下に，一定の基準を設けて解釈するという習慣がありません．医学的，あるいは，生物学的見地からの経験則に従って，かなり主観的な考察が加えられることが多いのですが，同じ研究分野であっても判断はまちまちです．参考までに，よく見られる解釈を示します．

　　r＝　0－0.2：非常に低く，おそらく意味がない
　　r＝0.2－0.4：低い相関であるが，さらに研究を続けた方がよい
　　r＝0.4－0.6：中等度の相関
　　r＝0.6－0.8：高い相関
　　r＝0.8－1.0：非常に高い相関．（これほど高い相関がある場合，エラーや，
　　　　　　　　　何か別の理由があるのではないかチェックした方がよい）
　　負の相関も同様．

▶相関係数の検定

> 相関係数の検定は，母集団における相関の有無を調べるものである．無相関（母相関係数＝0，散布図を描けば円形に近い）か否かの検定であり，相関の強さを調べるものではない．

　相関係数の検定におけるＰ値はデータ数に依存します．つまり，データ数が多ければ多いほど，低い相関係数（弱い相関関係）であっても相関は有意であると判定されます．どの程度のデータ数があれば，どの程度の相関係数で，

166   6 推測統計で用いられるさまざまな手法

有意水準 5% で相関関係があると判定されるかを逆算すると**表 6-5** のようになります.

表 6-5　データ数と相関係数の有意性の関係

データ数	有意性が認められる $|r|$ の最小値
10	0.63
20	0.44
30	0.36
40	0.31
50	0.28

20. ピアソンの相関係数（Pearson's correlation coefficient）

　2変量がともに正規分布に従う連続量データの関連性を調べる場合に用いる相関係数[*]．ピアソンの積率相関係数（Pearson's product moment correlation coefficient），あるいは，単に相関係数（correlation coefficient）と呼ばれることもあります．

【数値例6－20】

　被験者の検査値 T1 と検査値 S の相関係数を求める．

使用データ

変数 No.	⑦	⑨
ID	検査値 T1	検査値 S
1	172	98
2	184	100
3	192	90
……	……	……
59	195	96
60	179	87
平均値	$\overline{Y} = 171.82$	$\overline{X} = 94.70$

excel　統計関数使用

1) 対になっている2つの変量，(x_i, y_i) の相関係数，r を以下の式により求める（x と y はどちらの変量でもよい）．

---

[*]各個体から3つの変量，a，b，c が測定されている場合，本来，変量 a と変量 b の間に相関関係が存在しないにもかかわらず，変量 c の値に伴って a と b も変化し，その結果 a と b の間に相関関係があるように見える擬似相関（spurious correlation）が存在する可能性がある．これを取り除くためには，a と b の値，それぞれから c の影響を取り除いた後の値同士の相関関係を調べ，偏相関係数（partial correlation coefficient）を求める．

168 　　6 推測統計で用いられるさまざまな手法

データ対の数：n，変量 x_i の平均値：$\overline{X}$，変量 y_i の平均値：$\overline{Y}$

$$r = \frac{\Sigma \, (x_i - \overline{X}) \, (y_i - \overline{Y})}{\sqrt{\Sigma \, (x_i - \overline{X})^2 \, \Sigma \, (y_i - \overline{Y})^2}}$$

$$= 0.417$$

2) 相関係数を検定するには，以下の式により，r の値が正規分布に従うように z 値に変換する[*].

$$z = \frac{0.5 \times \ln \left(\dfrac{1+r}{1-r} \right)}{\sqrt{\dfrac{1}{n-3}}}$$

$$= \frac{0.5 \times \ln \left(\dfrac{1+0.417}{1-0.417} \right)}{\sqrt{\dfrac{1}{60-3}}}$$

$$= 3.354$$

3) P 値は，*NORMSDIST(z)* を利用して計算（☞ p.97）.

$$P = 2 \times (1 - \mathrm{NORMSDIST}(3.354))$$

$$= 2 \times (1 - 0.9996)$$

$$= 0.0008$$

◇分析ツール［相関］により，相関係数，r のみ求めることができる.

◆ EZR を利用

　［統計解析］→［連続変数の解析］→［相関係数の検定（Pearson の積率相関係数)］

　ダイアログボックスで［変数］に「検査値 S」と「検査値 T1」を選択.

――――――――――――――

[*] EZR では t 値に変換する. データ数が少ない場合（n<10 程度)，t 分布に近似させる方が正確な P 値が得られる. P 値の算出には，*TDIST(t, 自由度, 両側／片側の区別)* を利用. $t = r \times \sqrt{\dfrac{n-2}{1-r^2}}$　　自由度は n-2.

（参考文献 2）

まとめ 検査値 T1 と検査値 S の間に相関関係がある（r = 0.417，P = 0.0008，n = 60）.

✎ **論文を書く時の注意事項**

相関係数の検定はデータ数（n）に依存するので，P 値に必ず n を併記する.

170　　6 推測統計で用いられるさまざまな手法

21. スピアマンの相関係数 (Speaman's correlation coefficient)

　相関分析のノンパラメトリック版. 少なくとも 1 方の変数が, 正規分布に従わない連続量データ, あるいは, 順位カテゴリデータの場合に用いる.

　ピアソンの相関係数を求める式 (☞ p.167) に, データそのものではなく, データの大きさの順位を入れて計算します. ケンドールの相関係数 (Kendall's correlation coefficient) も同様のノンパラメトリックな相関係数です.

【数値例 6-21】
　　被験者の検査値 T1 と評価 1 の相関係数を求める.

使用データ

変数 No.	⑤	⑦
ID	評価 1	検査値 T1
1	4	172
2	5	184
3	5	192
……	……	……
59	3	195
60	4	179

◆ EZR を利用
　[統計解析] → [ノンパラメトリック検定] → [相関係数の検定 (Speaman の順位相関係数)]
　ダイアログボックスで [変数] に「検査値 T1」と「評価 1」を選択.

まとめ　検査値 T1 と評価 1 の間に相関関係はない ($r = 0.013$, $P = 0.924$, $n = 60$).

[2]　回帰分析（regression analysis）

　一組のデータを，何らかのできるだけ単純な数式（回帰モデル）に当てはめる解析法．その研究のみならず，今後の研究や臨床現場などにおいても，そのモデルを利用できるようにすることを目的として行います．

▶独立変数と従属変数

　回帰分析の変数には，独立変数（independent variable）と従属変数（dependent variable）の区別があります．モデルを選択すると同時に，どの変量を独立変数とし，どの変量を従属変数とするかを決めなければなりません．変数の役割を入れ替えると回帰モデルの値が変わってしまいます．

> ・機器分析の検量線や，用量反応関係を調べる場合
> 　　独立変数：標準品の濃度や薬剤投与量など，研究者が任意に指定でき
> 　　　　　　　る，あるいは，制御して一定条件で固定できる変量
> 　　従属変数：機器の信号や生体の反応など，研究者が制御できない変量
> ・変数間の因果関係を論じる場合
> 　　独立変数：疾患などの原因となる可能性のある要因を表す変量（例え
> 　　　　　　　ば，塩分の摂取量）
> 　　従属変数：疾患などの重症度の指標となる変量（例えば，血圧）

ちょっと寄り道 12

回帰モデル

回帰分析において，変数の関係を数式で表したものを回帰モデル（regression model）と呼びます．例えば，強い相関関係にある2つの変量の関係を数式で表すとすれば，最も単純な回帰モデルは直線です．

回帰分析のもっとも重要な目的は予測（prediction）です．例えば，弾道計算．爆弾が発射口から飛び出し，放物線を描いて飛行して，物体に衝突して破壊するという過程を予測する数式があれば百発百中の成果が期待できます．爆弾の形状や空気の流れ，重力などの条件を変えた実験を繰り返して膨大な計算をする必要があり，そのために開発された計算機がコンピュータの開発に繋がったとされています．こうして得られたモデルは人工衛星などの宇宙開発にも利用されています．

統計学用語としての「予測」という言葉は，必ずしもまだ起きていない将来のことを推測する場合にだけ用いるわけではありません．例えば，機器による物質濃度の測定では，標準品の濃度を変えながら機器の電気的な反応を読み取って検量線を描きますが，これも一種の回帰モデルです．この数式を使って試料の濃度測定をしますが，実際のサンプルがなくても，検量線上の任意の点での濃度の予測値が得られます．

統計ソフトが充実してきたおかげで，現在ではかなり複雑なモデルを扱うことができるようになりました．一組のデータにあてはめることができるモデルは数えきれないほど存在するといっても過言ではありません．弾道計算のような理論的な実験計画の下で得られたデータであれば，扱えるモデルの選択肢が増えれば増えるほど予測の精度は良くなるはずですが，医療分野のデータは個体差によるばらつきが大きいため，主観的なモデル選択になってしまいがちです．

時にはいろいろなモデルが選択できるということすら頭になく，相関分析の際に描いた散布図が銀河のように広がっていても，真ん中を突っ切る一本の直線を描いてしまうのは医療研究者の習性のようにも思えます．

さらに問題なのは，間違ったデータや無意味なデータであっても，うまく適合すればもっともらしい回帰モデルが得られることです．つまり，何でもできてしまうのが回帰分析です．強力な研究ツールとなりうる解析手法である反面，不適切な使い方をすれば研究の信頼性を根底から損ねてしまう危険をはらんでいることを認識しておく必要があります．

▶線形回帰分析

従属変数が連続量データの場合に用いる回帰分析を，他の回帰分析と区別する場合は，線形回帰分析（linear regression analysis）と呼びます．

1つの従属変数，y と，1つの独立変数の関係を求める 2 変量解析（bivariate analysis）では，回帰直線（regression line）は，

$$y = b_0 + b_1 x_1$$

という数式で表すことができます．y 切片（y-intercept）：b_0 と，傾き（slope）：b_1 を，回帰係数（regression coefficient）と呼びます．

▶回帰直線の求め方

回帰直線を求めるには最小 2 乗法（least square method）を用います．その原理は**図 6-9** に示す通りです．回帰直線，$y = b_0 + b_1 x$ が既に得られたとすると，データ点（白丸）は直線を挟んで図のように散らばっています．

対になっているデータ，(x_i, y_i)，それぞれについて，回帰直線からデータ点までの垂直（y 軸方向）距離を残査（residual）と呼び，ε_i で表します．残査の平方和，$\Sigma \varepsilon_i^2$ は y 軸方向の分散を表します．

残差を回帰直線に含めて表すと，

$$y_i = b_0 + b_1 x_i + \varepsilon_i$$

x_i に対する回帰直線上の点（黒丸）を y_i の推定値と呼び，$\hat{y}_i$ で表します．残差との関係は，

$$\varepsilon_i = y_i - \hat{y}_i$$
$$= y_i - b_0 - b_1 x_i$$

残査の平方和は，

$$\Sigma \varepsilon_i^2 = \Sigma (y_i - b_0 - b_1 x_i)^2$$

$\Sigma \varepsilon_i^2$ が最小になる直線の回帰係数の推定値，b_0 と b_1 を計算します（残査の平方和の式を b_1, b_0 それぞれで微分した式を 0 とおき，これを連立させた方程式の根を求める）．

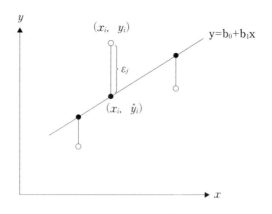

図 6-9　最小 2 乗法

▶回帰モデルの適合度の指標

決定係数（coefficient of determination），R^2 は，得られた回帰モデルの当てはまりの良さを表す指標である．寄与率ともいう．従属変数，y の変化のうち，独立変数，x によって説明される割合を表す．

2 変量解析の場合，決定係数は，ピアソンの相関係数，r を 2 乗した値と同じになるため，r^2 と書かれることもあります．このような慣習的な表記法も一因となって，相関係数，r を求めることのみを目的として回帰分析が行われる傾向がありますが，相関分析と回帰分析の目的を混同しないよう注意しなければなりません．

22. 線形回帰分析（linear regression analysis）― 2 変量解析

従属変数が連続量データ，独立変数も連続量データで，かつ，直線関係にあると仮定できる場合に用います[*]．

【数値例6−22】

被験者の検査値 T1 を検査値 S から予測する回帰モデルを求める．

使用データ

変数 No.	⑦	⑨
ID	検査値 T1 《y：従属変数》	検査値 S 《x：独立変数》
1	172	98
2	184	100
3	192	90
……	……	……
59	195	96
60	179	87
平均値	$\overline{Y} = 171.817$	$\overline{X} = 94.700$
標準偏差	$SD_y = 10.824$	$SD_x = 3.850$

---

[*]従属変数および独立変数の両方が連続量で，直線以外の関係にあると仮定する場合は非線形回帰分析（non-linear regression analysis）と呼ぶ．2 次以上の項を含む多項式や，指数や対数，あるいは化学的，生物学的な意味のあるさまざまな数式に曲線適合（curve fitting）を行う．

176   6 推測統計で用いられるさまざまな手法

excel 分析ツール〔回帰分析〕

分散分析表

	自由度	変動	分散	分散比	P 値
回帰	1	1202.905	1202.905	12.21848	0.000914
残差	58	5710.079	98.44963		
合計	59	6912.983			

回帰係数表

	係数	標準誤差	t	P 値	下限 95%	上限 95%
切片	60.756	31.798	1.911	0.061	− 2.896	124.407
検査値 S	1.173	0.336	3.495	0.001	0.501	1.844

決定係数 R^2：0.174

◆ EZR を利用

　［統計解析］→［連続変数の解析］→［線形回帰（単回帰，重回帰）］

　ダイアログボックスで［目的変数］に「検査値 T1」，［説明変数］に「検査値 S」を選択．

まとめ 回帰直線：検査値 T1 = 60.756 + 1.173 × 検査値 S

　　　　　適合度，$R^2 = 0.174$，検査値 S の回帰係数（傾き）の 95% 信頼区間

　　　　　0.501 − 1.844，P = 0.001.

✍ **論文を書く時の注意事項**

　統計ソフトの出力は多変量解析を想定したものである（☞ p.179）．2 変量解析の場合は，

1) 分散分析表：回帰の P 値（分散分析表）と傾きの P 値（回帰係数表）が一致するので不要．

2) 回帰係数表：回帰係数は b_0（y 切片），および，b_1（傾き）が出力される．傾きの P 値および信頼区間を報告する．通常，y 切片の P 値や信頼区間は報告しない．

3) 適合度：相関係数，r^2 と同じ値になるが，R^2 と表記して報告．

6.4 | 3種類以上の変数間の関係を調べる

　医療分野では，回帰分析を2変量解析で行うことができるのは基礎的研究や実験的研究デザインで行われた臨床研究に限られています．因果関係を求める観察的研究では，対象の性別や年齢，基礎疾患や薬剤の使用の有無などの背景因子（background factor）は，研究目的とする変数と，多かれ少なかれ，何らかの関わりを持っています．注目する2つの変数だけを取り上げて解析すると，見せかけの因果関係が生じたり，逆に，あるはずの関係が検出できなくなったりするからです．

▶交絡因子

　原因と思われる因子と，結果と思われる因子の，両方と関わりのある因子を交絡因子（confounding factor）と呼びます．実験的研究デザインの臨床研究では，群分けの際に背景因子の偏りを避けるために，対象を各群にランダム割り付け（random allocation）します．これにより背景因子（年齢や性別，罹病歴，重症度など）だけでなく，理論上，測定されていない因子や機序が分からない未知の因子も，すべて群間で均一化することができます．

　観察的研究では，交絡因子の影響を除く主な方法はサブグループ解析と回帰分析です．サブグループ解析とは対象を背景因子によりいくつかの層（サブグループ）に分けて，層ごとに解析する方法です．例えば，男女に分け，さらに年齢を適当なカットオフ値で2群に分けると，若年男性，高齢男性，若年女性，および，高齢女性という4つのサブグループに分けることになります．他の背景因子も同様に層化することができます．サブグループの数を増やすほど交絡因子の除去率は高まりますが，各層に含まれる対象数が少なくなっていきます．統計学的に有意な関係を検出するにはかなりの人数を集めなければなりません．したがって，サブグループ解析によって除去できる交絡因子の数には限界があります．

178   6 推測統計で用いられるさまざまな手法

　回帰分析による多変量解析（multivariate analysis）は，2 変量解析と同様，従属変数はアウトカムを表す変量 1 つだけですが，複数の独立変数を同時に扱うことができるので，サブグループ解析では扱い切れなかった多くの交絡因子の影響を取り除くことができます．交絡因子の可能性のある変数を，独立変数として多変量解析に含めてその影響を除くことを調整（adjustment）と呼びます．ただし，データ解析時に調整できるのはデータとして収集された交絡因子だけですからランダム割り付けのような強力な群間での均一化は困難です．

▶さまざまな回帰分析
　多変量回帰分析は従属変数の属性（連続量，順序カテゴリ，2 値など）によって使い分けます．独立変数の属性に制限はありません．複数の属性が混在してもかまいません．観察的研究でよく用いられるのは，線形回帰分析，ロジスティック回帰分析および，生存時間分析（☞ p.195）で用いるコックス比例ハザード回帰分析です（表 6-6）．

表 6-6　観察的研究でよく用いられる回帰分析手法

独立変数（x） 暴露因子および背景因子：複数	従属変数（y） アウトカム：1 つ	解析法名
いずれの属性でもよい	数値（連続量）データ	線形回帰分析（☞ p.180）
	カテゴリデータ	ロジスティック回帰分析（☞ p.183）
	観察時間	コックス比例ハザード回帰分析（☞ p.200）

▶サンプルサイズ
　これらの多変量解析により交絡因子を調整する際に注意すべきことは，解析に含める変数の数に応じて，サンプルサイズを増やす必要があるということです．独立変数が 1 つ増えるごとに，線形回帰分析では約 15〜20 例，ロジスティック回帰分析では，イベントの少ない方のカテゴリの人数が約 10 例，コックス比例ハザード回帰分析ではイベントありと設定するカテゴリの人数が約 10 例必要です[*]．

▶統計ソフトの出力形式

　一般的な統計ソフトを用いて回帰分析を行うと，多少の表記の違いはあって
も，以下のような形式で出力されます．

1）分散分析表
　　・従属変数が連続量の場合（線形回帰分析）のみ出力される．あてはめた回帰モデルにより，データの変動を説明することができるかどうかを検定する．

2）回帰係数表
　　・それぞれの回帰係数の推定値，b_0，b_1，b_2，……．
　　・回帰係数の推定値，b_0，b_1，b_2，……の信頼性の指標として標準誤差（SE），各々の回帰係数が0と有意に異なっているかどうかを調べるために，それぞれの推定値をその標準誤差で割った値（t値）により求めたP値，母回帰係数の信頼区間（CI）も同時に算出される．
　　・データはさまざまな単位で測定されているので，各独立変数の寄与度を比較しやすくするために，独立変数の平均値や標準偏差を一定の基準にそろえるよう変換した標準化回帰係数（standardized regression coefficient）が算出される場合がある．

3）適合度
　　・決定係数（R^2）．
　　・R^2 は独立変数の数が多いほど大きくなるので，他のモデルと比較する場合には，自由度を調整した R^2（R^2 adjusted for degrees of freedom）を用いる．

＊本書で用いている臨床試験X（n＝60）は，ランダム割り付けを前提とする実験的研究を想定した架空データであり，観察的研究において交絡因子の調整を目的とする多変量解析を行うには，さらにサンプルサイズを増やすことが望ましい．

180   6 推測統計で用いられるさまざまな手法

23. 線形回帰分析 (linear regression analysis) ─多変量解析*

1つの従属変数，yと，2つ以上の独立変数の関係を求める線形回帰分析では，回帰モデル（回帰式）は，以下のように表されます．独立変数は研究目的とする予測因子，および，交絡因子となりうる複数の背景因子です．

$$y = b_0 + b_1x_1 + b_2x_2 + b_3x_3 + b_4x_4 \cdots$$

独立変数：x_1, x_2, x_3……，回帰係数：b_0, b_1, b_2, b_3……

【数値例6-23】

被験者の検査値 T1 を，検査値 S，および，性別，年齢から予測する回帰モデルを求める．

使用データ

変数 No.	⑦	②	③	⑨
ID	検査値 T1 《y：従属変数》	性別 《x_1：独立変数》	年齢 《x_2：独立変数》	検査値 S 《x_3：独立変数》
1	172	男性	58	98
2	184	女性	52	100
3	192	女性	65	90
……	……	……	……	……
59	195	女性	52	96
60	179	男性	65	87
平均値	171.817	女性：36 人	58.433	94.700
標準偏差	10.824	男性：24 人	8.992	3.850

---

* 2変量解析を単変量解析と呼ぶこともある．また，線形回帰分析では，2変量解析を単回帰（simple regression），多変量解析を重回帰（multiple regression）と呼ぶ習慣がある．

excel 分析ツール［回帰分析］

分散分析表

	自由度	変動	分散	分散比	P 値
回帰	3	1518.61	506.2033	5.254991	0.00289
残差	56	5394.374	96.3281		
合計	59	6912.983			

回帰係数表

	係数	標準誤差	t	P 値	下限 95%	上限 95%
切片	44.77659	32.81351	1.364578	0.177844	− 20.9568	110.51
性別	− 0.58212	2.59043	− 0.22472	0.823016	− 5.77137	4.607138
年齢	0.2551	0.142151	1.794571	0.07812	− 0.02966	0.539863
検査値 S	1.1927	0.332494	3.587138	0.000703	0.526636	1.858765

決定係数 R^2：0.220

◆ EZR を利用

［統計解析］→［連続変数の解析］→［線形回帰（単回帰，重回帰）］

ダイアログボックスで［目的変数］に「検査値 T1」，［説明変数］に「検査値 S」，「性別」，「年齢」を選択.

まとめ 回帰直線：検査値 T1 ＝ 44.777 ＋ 1.193 × 検査値 S − 0.582 × 性別 ＋ 0.255 × 年齢（適合度，$R^2 = 0.220$）

検査値 S の回帰係数は有意である（P ＝ 0.0007）．すなわち，検査値 S は検査値 T1 の独立した予測因子である.

性別，および，年齢（P ＝ 0.823，および，P ＝ 0.078）の，この回帰モデルに対する寄与度は低い[*].

---

[*]独立変数を増やしてもモデルが複雑になるだけであまり意味がないので，検査値 S のみを独立変数として検査値 T1 を予測する回帰直線（2 変量解析）の方が適切である．モデルの適合度から判断する場合は，自由度を調整した R^2（補正決定係数）を比較する.

ちょっと寄り道 13

見せかけの因果関係

医療分野では,ごく限られた状況でしか2変量解析を行うことができません.注目する2つの変数だけを取り上げて解析すると,交絡因子の影響を受けて,見せかけの因果関係が生じたり,逆に,あるはずの関係が検出できなくなったりするからです.

原因と思われる因子と,結果と思われる因子の,両方と関わりのある因子が交絡因子となります.例えば,年収が上がると血圧が上がるという研究仮説を立てたとしましょう.

原因が年収,結果が血圧,と単純に2つの変数だけ調べて回帰分析を行えば,かなり適合度の良い回帰モデルが得られるかもしれません.年収を上げるにはストレスが増えることを我慢して働かなければならないので血圧が上がるのだろうと,もっともらしい理由も付けられるかもしれません.

しかし,これは見せかけの因果関係です.もし,第3の変数として,対象の年齢のデータを得て,年収と年齢の関係,および,血圧と年齢の関係を調べたとしたら,年齢が高くなるにつれて,年収も血圧も高くなる傾向があることがわかるでしょう.つまり,年齢は原因(年収)と結果(血圧)の両方と関わりのある因子ですから交絡因子となります(図6-10).

年齢を独立変数として多変量解析に含めて,その影響を除く(調整する)ことによって,年収が血圧の独立した(見せかけではない)予測因子であるか否か判定することができます.

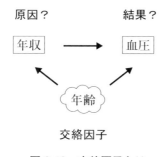

図6-10 交絡因子とは

24. ロジスティック回帰分析（logistic regression analysis）—多変量解析

2値データで表されるイベント（死亡／生存，発症／非発症など）の起きる確率を対数オッズ（ロジット）で表した回帰分析．オッズ比（odds ratio）を用いて群間比較を行います．

【数値例6−24】

被験者の治療効果（有効／無効）を性別，年齢，および検査値Sから予測する回帰モデルを求める．

使用データ

変数 No.	④	②	③	⑨
ID	効果《y：従属変数》	性別《x_1：独立変数》	年齢《x_2：独立変数》	検査値S《x_3：独立変数》
1	有効	男性	58	98
2	無効	女性	52	100
3	無効	女性	65	90
……	……	……	……	……
59	有効	女性	52	96
60	無効	男性	65	87

◆ EZRを利用

［統計解析］ → ［名義変数の解析］ → ［二値変数に対する多変量解析（ロジスティック回帰）］

ダイアログボックスで［変数］の中から［目的変数］に「効果」，［説明変数］に「検査値S」，「性別」，「年齢」を選択（説明変数のモデル式は性別＋年齢＋検査値S）．

	オッズ比	95% 信頼区間下限	95% 信頼区間上限	P 値
切片	0.018	2.47e-08	13100.000	0.560
性別（基準：女性）	0.943	0.330	2.694	0.912
年齢	1.040	0.997	1.100	0.238
検査値 S	1.020	0.890	1.168	0.782

まとめ 男性の女性に対するオッズ比*は 0.943 であり，治療効果（有効率）は男性の方が低いが有意ではない（P = 0.912）．年齢および検査値 S は 1 単位上がるごとに有効率が各々 1.04 倍および 1.02 倍上がるが有意ではない（P = 0.238 および P = 0.782）．つまり，性別，年齢および検査値 S はいずれも有効率の予測因子ではない．

＊EZR では名義データのカテゴリ（Factor）には自動的に数字が与えられており，性別は女性：1，男性：2，効果は無効：1，有効：2（☞ p.48）．オッズ比は数字の小さい方（女性）を対照として計算される．

そのほかの多変量解析

「23. 線形回帰分析 – 多変量解析」および「24. ロジスティック回帰分析 – 多変量解析」では，交絡因子の調整を目的として，従属変数が1つ，独立変数が複数ある手法を説明しましたが，多変量解析には多くの種類があり，「多変量」の定義は必ずしも一致していません．

多変量分散分析（MANOVA）など，従属変数が2つ以上ある場合に用いる手法や，因果関係を求めず（したがって独立変数と従属変数の区別をしない），変数同士の関連性を調べる手法を指す場合もあります．

▶多変量分散分析（multivariate analysis of variance, MANOVA）

複数の従属変数を扱う分散分析です．例えば，薬剤投与を要因とする1元配置分散分析（☞ p.125【数値例6-8】）において，検査値Aと検査値Bという2種類の変量を同時に調べる場合，それぞれの検査値に関して，1要因3水準の分散分析を2回行うと，検定の繰り返しによるα過誤の増大という多重性の問題（☞ p.121）が起こりますが，多変量分散分析を用いれば1回の検定だけで済ますことができます．

▶因子分析（factor analysis）

医療研究では，多くの変数を同時に扱う必要がありますが，変数間には多かれ少なかれ関連（相関関係）があります．因子分析は，多数の関連しあう独立変数を少数（2～3程度）の因子にまとめ上げる手法です．

主成分分析（principle component analysis）もまた，多数の変数を，変数間の相関に基づいて少数の主成分に統合・縮約して，解析を効率化する手法です．これらの手法を用いると，元々の変数が抽象的な因子や主成分に置き換わるため，従属変数とどう関係しているのか，医学的，生物学的な意味が分かりにくくなるという欠点があり，医療分野ではあまり用いられません．

▶判別分析 (discriminant analysis)

それぞれの対象から得られた複数のデータ（属性は問わない）から，対象をいくつかのグループに分けたり，すでに判明しているグループのいずれに属するかを判定するための数式を求めます．例えば，ガンの疑いのある患者が，どのガン（ガンの種類が既にグループ化されているとして）にかかっているかを調べる場合などに用います．「24. ロジスティック回帰分析－多変量解析」とよく似た手法です．

▶クラスター分析 （cluster analysis）

複数のカテゴリデータから，対象を等質のグループやクラスターに分類する手法です．クラスター（cluster）とは文字どおり「似通ったものの集まり」，「集合」を意味します．判別分析と似た手法ですが，クラスターの数や特徴は研究者の仮説に基づいて決めます．

（参考文献 1）

6.5 ｜ 医療研究で用いる特殊な解析法

25. 疫学指標

　医薬品による有害事象の発生率や，疾患による死亡率を調べる大規模な研究では，健康や死亡に関わるさまざまな疫学指標（epidemiological index）を用います．

▶「率」とは

　疫学指標の多くは，単位時間当たりの頻度を表す "rate" で表現されます．日本語では「率」と訳されますが，意味は「割合」（proportion）です．「割合」の分子は分母の部分集団です．一般に，1 年間，人口 1,000 人あたりの人数として表現されますが，稀な事象の場合は，100,000 人に対する値を用いることもあります．

　例えば，厚生統計*に用いられる，1 年間の出生率（birth rate）や死因別死亡率（cause-specific mortality rate）は以下のように計算します．

　　出生率＝年間出生数 /10 月 1 日現在の日本人人口 ×1,000

　　死因別死亡率＝年間の死因別死亡数 /10 月 1 日現在の日本人人口 × 100,000

その他の疫学指標としては，以下のようなものがよく用いられます．

　＊ http://www.mhlw.go.jp/toukei/kaisetu/index-hw.html

・罹患率，発生率（incidence）：通常，累積罹患率（cumulative incidence）を表す．特定の期間に新たに疾病に罹った人の割合．分母は研究対象集団全体．

・有病率（prevalence）：通常，時点有病率（point prevalence）を表す．特定の期間に疾病を有していた人の割合．研究期間中にリスクに曝露される人数が変動することが多いので平均人数を分母とすることが多い．

・致命率（case-fatality rate）：特定の期間に特定の疾患により死亡した人の割合．分母はその疾患に罹患した人数．

・生存率（survival rate）：特定の時点で生存している患者の割合．分母は研究対象集団全体．医療分野では診断を受けてから5年後に生存している患者の割合を表す5年生存率（5-year survival rate）がよく用いられる．

　有害事象の発生率や疾患の罹患率の計算において，各個人の追跡期間が異なる場合には，分母を「人−時間」を単位として表します．通常，年単位で計算することが多いので人年（person-years）がよく用いられます．1人が1年間追跡された場合は1人年です．このような単位で求めた発生率は発生密度（incidence density）とも呼ばれます．

　例えば，5人を1年，1人を2年，3人を3年間追跡して，2人に有害事象が現れた場合の1人年あたりの発生率は，

$$発生密度 = 2/(5 \times 1 + 1 \times 2 + 3 \times 3) = 2/16 = 0.125（人／人年）$$

　「比率」は「割合」と同義語ですが，比（ratio）とは異なります．「比」の分子は分母の部分集合ではありません．

$$出生性比 = 年間の男子出生数／年間の女子出生数 \times 100$$

（参考文献 12）

▶研究デザインによる指標の比較法の使い分け

発生率や罹患率などの疫学指標を群間で比較する場合には，リスク比（risk ratio）またはオッズ比（odds ratio）で表します（☞ p.153）.

いずれを用いるかは研究デザインにより異なります.

		アウトカム（結果）		合計	リスク	オッズ
		＋（発症）	－（非発症）			
予測因子 （原因）	＋（あり）	a	c	a＋c	$P_1＝a/(a＋c)$	$O_1＝P_1/(1－P_1)$
	－（なし）	b	d	b＋d	$P_2＝b/(b＋d)$	$O_2＝P_2/(1－P_2)$

（a, b, c, および, d は人数）

〈予測因子あり〉群の〈予測因子なし〉群に対するリスク比，および，オッズ比は，

$$リスク比＝\frac{P_1}{P_2}$$

$$オッズ比＝\frac{O_1}{O_2}＝\frac{\dfrac{P_1}{1－P_1}}{\dfrac{P_2}{1－P_2}}$$

1) コホート研究

通常，母集団からのランダム抽出が行われます．標本の比率（罹患率など）を母集団の比率の推定値と見なすことができるので，リスク比，および，リスク差を用います.

$$リスク比：相対リスク（relative risk）＝\frac{P_1}{P_2}$$

$$リスク差：寄与リスク（attributable risk）＝P_1－P_2$$

2) ケース・コントロール研究

母集団からのランダム抽出は行われません．標本の比率から母集団の比率を求めることができないのでオッズ比を用います．ただし，稀な疾患の場合は，オッズはリスクと近い値になるので両者を同等と見なすことができます.

190   **6** 推測統計で用いられるさまざまな手法

$$オッズ比 = \frac{O_1}{O_2}$$

3) ランダム化比較試験

ランダム割り付けが行われているので，コホート研究と同様，治療効果を示す指標としてリスク比を用います．さらに，以下のような指標を算出します．

・相対リスク（Relative risk, RR）$= \dfrac{P_1}{P_2}$：治療群のリスク／非治療群のリスク（リスク比）

・相対リスク減少（Relative risk reduction, RRR）$= 1 - RR$：治療群と非治療群のリスクの減少の割合

・絶対リスク減少（Absolute risk reduction, ARR）$= |P_1 - P_2|$：治療群と非治療群のリスクの差の絶対値

・治療必要数（Number need to treat, NNT）$= \dfrac{1}{ARR}$：何人治療すると 1 人の発症（死亡）が防げるかを表す値

【数値例6−25】

薬剤A（対照）群と比較して，薬剤B（介入）群の治療効果を求める．

使用データ

数値例【6−16ⓒ】と同じ（☞ p.154）．

	無効数	有効数	合計	リスク（無効率）
薬剤B（介入）群	7	13	20	$P_1 = 7/(7+13) = 0.35$
薬剤A（対照）群	14	6	20	$P_2 = 14/(14+6) = 0.70$
合計	21	19	40	

相対リスク（RR）$= \dfrac{P_1}{P_2}$

$= \dfrac{0.35}{0.75} = 0.5$

◆ EZRを利用

［統計解析］→［名義変数の解析］→［2群の比率の比の信頼区間の計算］
（☞ 16. 比率の比較 【数値例6−16ⓒ】と同じ）

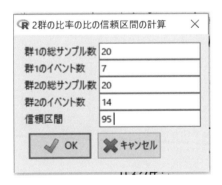

図6-11　2群の比率の比の信頼区間の計算のダイアログボックス（再掲）

ちょっと寄り道 14

リスク比とオッズ比計算のコツ

どちらの群を基準とするか，また，アウトカムのどちらのカテゴリをリスクとするかを逆にすると，リスク比やオッズ比の計算結果も異なります．研究デザインにかかわらず，「原因」となる予測因子（または介入）があり（＋），かつ，「結果」としての疾患などがある（＋）セルを左上に置く，これが計算のコツです．

研究デザインが異なっても，同じやり方で計算できるようにしておきましょう．

・・・・・

▶コホート研究

原因と考えられる予測因子の有無によって分けた2つの群を追跡して，アウトカム（特定の疾患などに罹る）が起こる（＋）か，起こらない（－）かを調べます．そして，予測因子（＋）群を予測因子（－）群と比較して起こりやすさを相対リスク（リスク比）として求めます．そこで，以下のようにクロステーブルを作成すれば，リスク比が計算しやすくなります．

$$リスク比 = \frac{P_1}{P_2} = \frac{a/(a+c)}{b/(b+d)}$$

		アウトカム（結果）		合計	リスク
		＋（発症）	－（非発症）		
予測因子	＋	a	c	a+c	$P_1 = a/(a+c)$
（原因）	－	b	d	b+d	$P_2 = b/(b+d)$

・・・・・

▶ケース・コントロール研究

コホート研究と同様，原因となる予測因子がある（＋）群を，予測因子のない（－）群と比較して，リスク比のかわりにオッズ比を用いてアウトカムが起こりやすさを表します．クロステーブルを以下のように作成すれば，オッズ比の「たすき掛け」計算も間違えずにできます．

$$オッズ比 = \frac{O_1}{O_2} = \frac{a \times d}{b \times c}$$

		アウトカム（結果）		オッズ
		＋（疾患あり）	－（疾患なし）	
予測因子	＋	a	c	$O_1 = a/c$
（原因）	－	b	d	$O_2 = b/d$

・・・・・

▶ランダム化比較試験

介入（治療）によって，アウトカムの発生がどの程度減少するかを求めます．介入（＋）群と介入（－）群を比較しますが，介入を人為的な予測因子と考えれば，コホート研究と同じようにリスクの計算ができます．注意しなければならないのは，介入研究では，アウトカム（＋）とは，治療を行ったにもかかわらず疾患が治癒しなかった方です．

		アウトカム（結果）		合計	リスク
		＋（非治癒）	－（治癒）		
介入	＋	a	c	a＋c	$P_1 = a/(a+c)$
（原因）	－	b	d	b＋d	$P_2 = b/(b+d)$

RR：0.5（95%信頼区間 0.258 – 0.97）

$$相対リスク減少（RRR）= 1 - RR$$
$$= 1 - 0.5 = 0.5$$
$$絶対リスク減少（ARR）= |P_1 - P_2|$$
$$= |0.35 - 0.70| = 0.35$$

◆ EZR を利用
［統計解析］→［名義変数の解析］→［2 群の比率の差の信頼区間の計算］

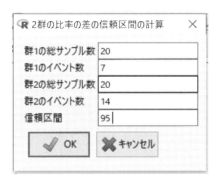

図6-12　2群の比率の差の信頼区間の計算のダイアログボックス

ARR：0.35（95%信頼区間 0.06 – 0.64）

$$治療必要数（NNT）= \frac{1}{ARR}$$
$$= \frac{1}{0.35} = 2.86$$

（参考文献 12，13）

26. 生存時間分析（survival analysis）

対象をどのくらいの期間観察したかを解析する手法．生存期間だけでなく，寛解後の再発までの期間，感染性疾患の潜伏期間など，観察期間中１度だけ生じる事象であれば何でも時間の関数として解析できます．

▶観察の打ち切り

生存時間分析では，生命表法（life table method）によって特定の時点での生存率（ガンの５年生存率など）を求めたり，治療法の異なる２群の患者集団の生存率を比較したりします．その中でもカプラン・マイヤー法（Kaplan-Meier method）は少数例であっても正確に生存率が計算されるのでよく利用されます．

それほど発生頻度が多くない致死的な疾患に対する治療の効果を評価する研究の場合，研究期間が数年間に及ぶことがあり，途中で追跡ができなくなって生死不明になる対象が多くなります．また，研究開始後，順次，対象が登録されるので，終了時点近くに登録された対象は短期間の観察後に研究が終了してしまいます．

生死不明の対象，および，研究の終了時点で生存している対象を，「観察の打ち切り」という意味で，打ち切り（censored）症例と呼びます．研究期間中に死亡などの特定のイベント（出来事）が観察された対象は非打ち切り症例です．観察の打ち切り／非打ち切りという２値変数を用いて生存期間の解析を行います．

196 6 推測統計で用いられるさまざまな手法

【数値例6-26】

薬剤 D と薬剤 E 群の患者の生存曲線を描き，各群の 5 年生存率を求める．さらに，両群の生存曲線の離れ具合を検定する．

使用データ

ID	群	生存期間	打ち切り[*]
1	薬剤 D	45	1
2	薬剤 E	79	0
3	薬剤 E	83	0
4	薬剤 D	47	1
5	薬剤 E	85	0
6	薬剤 E	51	1
7	薬剤 D	67	1
8	薬剤 E	70	1
9	薬剤 D	51	1
10	薬剤 E	61	1
11	薬剤 D	13	0
12	薬剤 D	57	1
13	薬剤 E	69	1
14	薬剤 E	71	1
15	薬剤 D	55	0
16	薬剤 D	52	1
17	薬剤 E	77	1
18	薬剤 D	49	1
19	薬剤 E	42	1
20	薬剤 D	27	1
21	薬剤 D	76	1
22	薬剤 E	81	1
23	薬剤 E	56	0
24	薬剤 D	9	0
25	薬剤 D	67	1
26	薬剤 E	63	1
27	薬剤 E	33	1
28	薬剤 D	75	1
29	薬剤 E	89	0

| | 30 | 薬剤D | 60 | 1 |

＊死亡〈イベント〉（非打ち切り：1），生存（打ち切り：0）

◆ EZR を利用

［統計解析］→［生存期間の解析］→［生存曲線の記述と群間の比較 (Logrank 検定)＊］

ダイアログボックスで［観察期間の変数］の中から「生存期間」，［イベント (1)，打ち切り (0) の変数］に「打ち切り」，［群別する変数を選択］に「群」を選択．オプションの［At risk のサンプル数を表示する］にチェック．

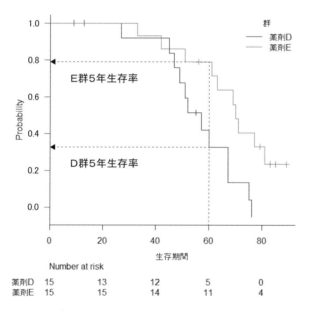

図 6-13　カプランマイヤー生存曲線による 5 年生存率の求め方

＊ログランク検定（log rank test）：群ごとに描いた生存曲線全体として差があるかどうか（曲線の離れ具合）を検定する手法．

198   6 推測統計で用いられるさまざまな手法

	サンプル数	生存期間中央値	95%信頼区間	P値（Logrank検定）
薬剤D	15	57	47－67	0.0112
薬剤E	15	71	51－NA	

まとめ 5年（60ヶ月）生存率は，薬剤D群：約36％，薬剤E群：約
73％[*]．生存時間の中央値は，薬剤D群：57ヶ月（95%信頼区間
47－67），薬剤E群：71ヶ月（95%信頼区間 51－ ）である．有
意水準5％で薬剤E群の方が薬剤D群より生存期間が長い（P＝
0.011）．

ちょっと寄り道 15

カプラン・マイヤー生存法の原理

1) 対象ごとに，研究開始時点からの生存期
間（連続量）と，研究期間内に死亡した
（非打ち切り：0）か，死亡しなかった
（打ち切り：1）かという2値データを
得ます．途中で追跡不能になった対象は
後者に含めます．研究開始時点は，対象

により異なっていてもかまいません．
例えば，60ヶ月の研究期間中に5人の
患者が順次登録されたとします（図
6-14）．
2) 生存期間の短いものから長いものへと順
に並べると，**表6-7**のようになります．

---

［*］カプランマイヤー法では各群のイベント（死亡）や打ち切り例が発生する
毎に生存率が計算される（☞ p.199）．少数例ではちょうど60ヶ月における
生存率は得られない．

3) 死亡や打ち切り例が観察された時点（t）毎に，以下のように生存率，S(t) を計算し直します．
   ① 研究開始時点（0ヶ月目）では5人全員生存しているので，生存率は
   $S(t_{0\sim}) = 5/5 = 1$
   ② 13ヶ月目を過ぎた時点で1人死亡．
   $S(t_{13\sim}) = (5-1)/5 \times 1 = 0.8$
   ③ 18ヶ月目を過ぎた時点で1人死亡．
   $S(t_{18\sim}) = (4-1)/4 \times 0.8 = 0.6$
   ④ 24ヶ月目を過ぎた時点で1人観察を打ち切り．
   $S(t_{24\sim}) = (3-0)/3 \times 0.6 = 0.6$
   ⑤ 49ヶ月を過ぎた時点で1人死亡．
   $S(t_{49\sim}) = (2-1)/2 \times 0.6 = 0.3$
   ⑥ 研究終了時点（60ヶ月目）で1人観察を打ち切り．
   $S(t_{60}) = (1-0)/1 \times 0.3 = 0.3$
   データ数が多くなると計算が煩雑になるので，統計ソフトが必要です．
4) それぞれの対象の観察開始時を起点とし，生存期間をx軸に，各時点での累積生存率をy軸にプロットしたものをカプラン・マイヤー生存曲線（Kaplan-Meier survival curve）と呼びます（図6-15）．

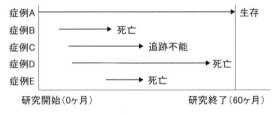

図6-14　5人の患者による生存期間分析

表6-7　5人の患者の生存期間

症例	生存期間	打ち切り
E	13	0
B	18	0
C	24	1（追跡不能）
D	49	0
A	60	1（生存）

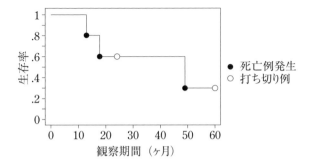

図6-15　5人の患者によるカプラン・マイヤー生存曲線

200 **6** 推測統計で用いられるさまざまな手法

27. コックス比例ハザード回帰分析
（Cox proportional hazard regression analysis）

　生存時間を扱う回帰分析です．ハザード（hazard）とは生存曲線の微分値，すなわち，瞬間死亡率を表しています．ロジスティック回帰分析（☞ p.183）におけるオッズ比に相当する値がハザード比（hazard ratio）です．通常は，複数の独立変数を含む多変量解析として行います．

【数値例6−27】
　　各被験者における生存期間を，投与薬剤から予測する回帰モデルを求める．

使用データ

【数値例6−26】と同じ．

◆ EZR を利用
　［統計解析］→［生存期間の解析］→［生存期間に対する多変量解析（Cox 比例ハザード回帰）］
　ダイアログボックスで［変数］の中から［時間］に「生存期間」，［イベント］に「打ち切り」，［説明変数］に「群」を選択．

　基準：薬剤 D 群
　ハザード比：0.3222，95％信頼区間（0.1282 − 0.8096），P = 0.01599

まとめ ▶ 薬剤 E 群の薬剤 D 群に対するハザード比は 0.322 であり，有意水準 5％で薬剤 E 群の方が薬剤 D 群より生存期間が長い（P = 0.016）．

28. 診断法の有用性の指標

　医療研究の多くは，特定の要因あるいは介入がアウトカム（結果）の原因となったかどうか，すなわち因果関係を調べるものですが，このような研究以外に，疾患の有無や重症度，治療効果の判定などのための診断法が臨床的に有用か否かを統計学的な見地から示す研究もあります．

▶診断法の有用性とは

　新しく開発された診断法が，特定の病態を正しく判別できるかどうかを知るには既に確立した基準が必要です．これをゴールドスタンダード（gold standard）と呼びます．例えば，癌を診断する場合，現在のところ CT などの画像診断がゴールドスタンダードとなっています．同一患者に新しい検査法とゴールドスタンダード法による検査を実施し，両方の結果が完全に一致すれば両者の精度は同じです．

　検査の開発者にとって最も重要なのは特定の病態をどれだけ正しく判別する能力があるかという点ですが，検査を実施した医師や検査を受けた患者にとっては，検査前のリスク（特定の疾患を持つ可能性）と比較して，検査後のリスクが変化するかということが有用性の指標となります．

　対象が特定の疾患を持つか，持たないかを陽性／陰性という２値データとして判定する場合，検査結果を以下のようなクロステーブルにまとめます．

		新しい検査法（S）		
		陽性	陰性	合計
ゴールドスタンダード（G）	疾患あり（陽性）	a	c	a＋c
	疾患なし（陰性）	b	d	b＋d
	合計	a＋b	c＋d	a＋b＋c＋d

（a, b, c, d は人数）

1) 感度（sensitivity）：
   ゴールドスタンダードの検査（G）で疾患を持つ（陽性）群における，新しい検査法（S）での陽性率

2) 特異度（specificity）：
   ゴールドスタンダードの検査（G）で疾患を持たない（陰性）群における，新しい検査法（S）での陰性率

3) 陽性予測値（positive predictive value, PPV）：
   新しい検査法（S）で陽性群における，ゴールドスタンダードの検査（G）で疾患を持つ（陽性）率

4) 陰性予測値（negative predictive value, NPV）：
   新しい検査法（S）で陰性群における，ゴールドスタンダードの検査（G）で疾患を持たない（陰性）率

5) 陽性尤度比（positive likelihood ratio）：
   ＝感度／（1−特異度）
   疾患を持たない人が陽性になる確率（偽陽性）に対する疾患を持つ人が陽性になる確率（真陽性）の比
   （真陽性が偽陽性の何倍か）

6) 陰性尤度比（negative likelihood ratio）：
   ＝（1−感度）／特異度
   疾患を持たない人が陰性になる確率（真陰性）に対する疾患を持つ人が陰性になる確率（偽陰性）の比
   （偽陰性が真陰性の何分の1か）

　感度と特異度は検査の開発者にとって，PPVとNPVは検査の利用者にとって重要な指標です．これらの値は0〜1の値をとり，高いほど有用性が高く，完全無欠の検査であればいずれも1になります．また，陽性尤度比は高いほど，陰性尤度比は0に近いほど，検査の有用性は高いと言えます．

6.5.28 診断法の有用性の指標　*203*

【数値例6-28】

　ある疾患（有病率1%とされている）のスクリーニング検査として開発された血液検査の有用性を評価する.

使用データ

		血液検査（S）		
		陽性	陰性	合計
ゴールドスタンダード検査（G）	疾患あり	8	2	10
	疾患なし	297	693	990
	合計	305	695	1000

（人数）

有病率 $= 10/1000 = 0.01$（1%）

1)　感度 $= a/(a+c)$

$\quad = 8/(8+2) = 0.800$

2)　特異度 $= d/(b+d)$

$\quad = 693/(297+693) = 0.700$

3)　陽性予測値（PPV）$= a/(a+b)$

$\quad = 8/(8+297) = 0.0262$

4)　陰性予測値（NPV）$= d/(c+d)$

$\quad = 693/(2+693) = 0.9971$

5)　陽性尤度比 $=$ 感度$/(1-$特異度$)$

$\quad = 0.800/(1-0.700) = 2.6667$

6)　陰性尤度比 $= (1-$感度$)/$特異度

$\quad = (1-0.800)/0.700 = 0.2857$

（参考文献12）

◆ EZR を利用

　［統計解析］→［検査の正確度の評価］→［定性検査の診断への正確度の評価］

　ダイアログボックスにクロステーブルの値を入力.

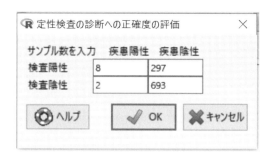

図6-16 2値データによる診断の有用性の指標を求めるダイアログボックス

	推定値	95%信頼区間
検査の陽性率	0.305	0.277 – 0.335
真の有病率	0.010	0.005 – 0.018
感度	0.800	0.444 – 0.975
特異度	0.700	0.670 – 0.728
陽性的中率	0.026	0.011 – 0.051
陰性的中率	0.997	0.990 – 1.000
診断精度[*1]	0.701	0.672 – 0.729
陽性尤度比	2.667	1.928 – 3.688
陰性尤度比	0.286	0.083 – 0.988

まとめ この検査は感度，特異度および陰性予測値（陰性的中率）は比較的高いが陽性予測値（陽性的中率）は低い（陽性と判定されても実際に疾患を持つ人の割合は2.62％である）[*2].

---

* 1 |疾患あり かつ 陽性(8) ＋ 疾患なし かつ 陰性(693)|/1000 ＝ 0.701
* 2 臨床の場では，必ずしも精度が十分でなくても，迅速で，侵襲が少なく，安価であればスクリーニングなどの目的で利用されることがある．

ちょっと寄り道 16

ベイズ統計学

これまでさまざまな解析法の開発者として登場したピアソン（K.Pearson 1857-1936）やフィッシャー（R.A.Fishe 1890-1962）らによって確立された伝統的な統計学では，実在するデータは，母集団から何度も繰り返し抽出すれば，あるいは何度も繰り返し実験すれば得られるはずの多くのデータ組の中の1組であると仮定し，そのデータから「真の値」を推測します．頻度論的統計学（Frequentist statistics）とも呼ばれています．

これに対して，最近いろいろな分野で注目を集めつつあるのがイギリスの牧師，ベイズ（T.Bayes 1702-1761）の名を冠したベイズ統計学（Bayes' statistics）です．こちらの方は長い間ほとんど見向きもされなかったのですが，頻度論的統計学では神のみぞ知る1つの値とされている「真の値」が確率分布の形で求められ直観的な解釈が可能になることや，コンピュータの進歩に伴いマルコフ連鎖モンテカルロ（Markov Chain Monte Carlo，略してMCMC）シミュレーション法を用いて，パソコンで解析できるようになったことで応用幅が広がった

ことが，近年，ベイズ統計学が見直された主な理由です．

ベイズ統計学の基本となるベイズの定理（Bayes' theorem），

$$P(B_1 \mid A) = \frac{P(B_1)P(A \mid B_1)}{P(B_1)P(A \mid B_1)+P(B_2)P(A \mid B_2)}$$

を説明するための具体例としてよく用いられるのが本章の診断法の有用性の指標です．検査で陽性になる事象を事象A，実際に病気に罹患している事象を事象B_1，罹患していない事象を事象B_2とします．$P(B_1)$および$P(B_2)$はそれぞれ事象B_1および事象B_2の確率です．検査を受ける前は，$P(B_1)$は（その患者が属する母集団の）罹患率に等しいと考えられます．これを事前確率（prior probability）と呼びます．

事象A（陽性と判定された）の条件下で事象B_1（実際に罹患している）が起こる確率を$P(B_1 \mid A)$と表し，事後確率（posterior probability）と呼びます．これは陽性予測値に当たります．同様に，$P(A \mid B_1)$は，実際に罹患しているという条件下での陽性率（真陽性率），$P(A \mid B_2)$は，実際には罹患していないという条件下での陽性率（偽陽性率）を表しています．

$$陽性予測値 = \frac{実際に罹患している人の陽性率（真陽性率）}{実際に罹患している人の陽性率（真陽性率）+実際は罹患していない人の陽性率（偽陽性率）}$$

$$= \frac{（感度 \times 罹患率）}{（感度 \times 罹患率）+[（1-特異度）\times（1-罹患率）]}$$

医療分野で既にベイズ統計学が応用されている例としては母集団薬物動態解析があります。薬物の投与設計に際して，患者個人の薬物動態パラメータ（吸収速度定数，消失速度定数，分布容積など）を知る必要がありますが，1人の患者から多数の時点における測定値が必要なため，臨床現場において患者の倫理的問題や，時間，コスト問題などで実施が困難です。多数の患者データから算出された特定の薬物の薬物動態の母集団パラメータを用いることにより，同じ母集団に属する個人について，少数の時点で測定された血中濃度に基づいて濃度の推移全体をベイズ推定することにより，患者個々の薬物投与設計が可能となります。

（参考文献 16）

29. ROC 曲線 (receiver operating characteristic curve)

検査結果が連続量データとして得られる場合，一定の値，カットオフ（cutoff）値を境に低値群と高値群に分けて2値データに変換します．最適な感度と特異度が得られるようにカットオフ値を少しずつ変えて，横軸に偽陽性率，すなわち（1－特異度），縦軸に真陽性率（感度）をプロットしたものをROC 曲線（receiver operating characteristic curve）と呼びます．

ROC 曲線下面積は検査の病態識別能の指標となります．グラフの左下の点（1.0，0.0）と右上の点（0.0，1.0）を結んだ対角線下面積は 0.5 であり病態識別能はありません（検査で陽性であっても陰性であっても，疾患の有無は半々）．ROC 曲線が左上の点（1.0, 1.0）に向かって膨らみ，曲線下面積（area under the curve）が1に近づくほど識別能が高くなります．

(参考文献 12)

【数値例6－29】

　被験者の治療効果（有効／無効）を，検査値 T2 から予測するためのカットオフ値を求める．

使用データ

変数 No.	④	⑧
ID	効果	検査値 T2
1	有効	123
2	無効	170
3	無効	186
……	……	……
59	有効	110
60	無効	136

◆ EZR を利用

［統計解析］→［検査の正確度の評価］→［定量検査の診断への正確度の評価（ROC 曲線）］

ダイアログボックスで［結果］の中から「効果」，［予測に用いる値］の中から「検査値T2」を選択．

［グラフ中にベストの閾値のポイントを示す］にチェック．

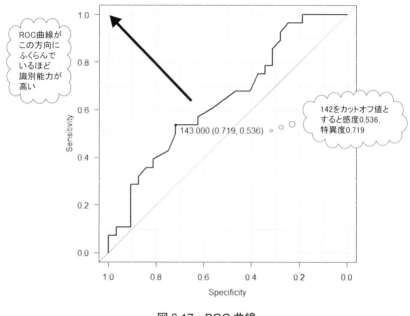

図 6-17　ROC 曲線

曲線下面積 0.645　　95% 信頼区間 0.504 − 0.785

まとめ　検査値 T2 の値，143 をカットオフ値とすると，感度 0.536，特異度 0.719 で治療効果（有効／無効）が予測できるが，曲線下面積 0.645（95%信頼区間 0.504 − 0.785）であり，識別能力は低い．

30. サンプルサイズの算出

　群間で「差がある」ことを示すには適正なサンプルサイズ（sample size）（データ数）で研究を行なわければなりません．サンプルサイズの根拠を示すことにより，有意差がないという結果に終わったとしても，その理由を考察し，あらかじめ予想できなかった要因を明らかにすることで今後の研究に生かすことができます．

▶サンプルサイズ算出の原理

　例えば，新しい降圧薬の臨床試験において，対照群と試験薬群の間で血圧低下の程度を比較したが有意差がなかったという場合，その状況は以下のように分けられます．

　1) 実際に差がない．
　2) 実際には小さな差があるはずだが，有意差がない．
　3) 実際にはかなり大きな差があるはずだが，有意差がない．

　このうち，統計学的に問題にするのは 1) と 3) の区別です．2) の場合，新しい降圧薬がほんの 1〜2mmHg 血圧を余分に下げることができたとしても臨床的な意味は見いだせそうにありません．統計学的には，サンプルサイズさえ増やせば，理論的にはどんな小さな差でも検出することは可能です．しかし，その差が「研究する価値のある差」か，否かが問題になります．

　臨床的見地からだけでなく，科学的な価値，費用対効果比などを検討した上で，ターゲットとする「差」を決めたら，それを統計学的に検出するにはどの程度のサンプルサイズが必要か求めます．つまり，その「差」を確実に検出するために必要最小限のサンプルサイズを確保し，β 過誤率を一定の値以下に抑えなければなりません（☞ p.91）．別に決まりがあるわけではありませんが，慣習的に，α 過誤率を 5% に設定する場合が多いように，検出力を 80% 以上に，したがって，β 過誤率が 20% 以下になるようにサンプルサイズを決めるのが一般的です．

210　　6 推測統計で用いられるさまざまな手法

▶サンプルサイズ計算の実際

　サンプルサイズの算出には，2群間での平均値や比率（割合）の比較のための計算式がよく用いられています．

　複雑なデザインの場合はサンプルサイズの計算に必要な情報が十分に得られないことが多いので，2群間での平均値や比率（割合）の比較のデザインに近似させて概算するというのが現実的です．

　順序カテゴリ変数の比較は，カテゴリ数が比較的多い場合（6〜7程度）は，連続量とみなして平均値の比較をします．また，カテゴリ数が少ない場合は，適当に2分割して（例えば，著効＋有効→有効，不変＋悪化→無効など）と2値変数とし，比率（割合）の比較をすると考えれば，おおよそのサンプルサイズを求めることができます．

　詳しくは成書を参照してください（**参考文献 20**）．最近はさまざまなデザインや統計手法に対応した式が組み込まれた統計ソフトもあります．

▶2群間で平均値を比較する場合

　以下の値を決めることで，ターゲットとする平均値の差を検出するのに必要なサンプルサイズが求まります．

1) 先行研究や予備調査から，ターゲットとする差，d，および，データのばらつき（両群共通），SD を求める．
2) α 過誤率（両側）：$z(1-\alpha/2)$ を求める．
3) β 過誤率（片側）：$z(1-\beta)$ を求める．

$$n = \frac{2 \times [z(1-\alpha/2) + z(1-\beta)]^2 \times SD^2}{d^2}$$

【数値例6-30ⓐ】

2群の間で，連続量データを比較する場合に必要なサンプルサイズ (n) を求める．ターゲットとする平均値の差 (d)＝10，予想される標準偏差 (SD)＝20，α過誤率＝0.05，β過誤率＝0.20．

excel 統計関数使用

$z(1-\alpha/2) = NORMSINV(1-\alpha/2)$
$= NORMSINV(1-0.05/2) = 1.960$

$z(1-\beta) = NORMSINV(1-\beta)$
$= NORMSINV(1-0.20) = 0.84$

$n = \dfrac{2 \times (1.96+0.84)^2 \times 20^2}{10^2} \fallingdotseq 62.8$

◆ EZR を利用

［統計解析］→［必要サンプルサイズの計算］→［2群の平均値の比較のためのサンプルサイズの計算］

ダイアログボックスに d（10）と SD（20）を入力（図6-18）．

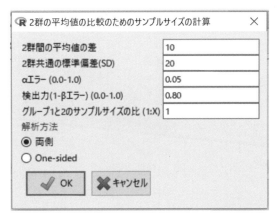

図6-18　2群の平均値の比較のためのサンプルサイズの計算のダイアログボックス

212　　6 推測統計で用いられるさまざまな手法

必要サンプルサイズ：各群 63 例

まとめ　各群 63 例，両群で 126 例のサンプルサイズが必要である．

▶2 群間で比率（割合）を比較する場合

　以下の値を決めることで，ターゲットとする比率の差を検出するのに必要なサンプルサイズが求まります．

1）比較する 2 群の比率，P_1 および，P_2 を先行研究や予備調査から求める．

　　両群の比率の平均値 $\left(\dfrac{P_1+P_2}{2}\right)$：$\overline{P}$

　　ターゲットとする比率の差（P_1-P_2）：d

3）α 過誤率（両側）：$z(1-\alpha/2)$ を求める．

4）β 過誤率（片側）：$z(1-\beta)$ を求める．

$$n = \frac{\left[z(1-\alpha/2)\sqrt{2\overline{P}(1-\overline{P})} + z(1-\beta)\sqrt{P_1(1-P_1)+P_2(1-P_2)}\right]^2}{d^2}$$

【数値例6-30ⓑ】‥‥‥‥‥‥‥‥‥‥‥‥‥‥‥‥‥‥‥‥‥‥‥‥‥‥‥

　2 群の間で，有効率（比率）を比較する場合に必要なサンプルサイズ（n）を求める．予想される有効率は薬剤 B 群（P_1）65%，薬剤 C 群（P_2）45%，α 過誤率＝0.05，β 過誤率＝0.20．

excel　統計関数使用

$z(1-\alpha/2) = NORMSINV(1-\alpha/2)$
　　　　　$= NORMSINV(1-0.05/2) = 1.960$

$z(1-\beta) = NORMSINV(1-\beta)$
　　　　　$= NORMSINV(1-0.20) = 0.84$

$\overline{P} = (P_1+P_2)/2$
　　$= (0.65+0.45)/2 = 0.55$

$$n = \frac{\left[1.96 \times \sqrt{2 \times 0.55 \times (1-0.55)} + 0.84 \times \sqrt{0.65 \times (1-0.65) + 0.45 \times (1-0.45)}\right]^2}{(0.65 - 0.45)^2} \fallingdotseq 95.9$$

◆ EZR を利用

［統計解析］→［必要サンプルサイズの計算］→［2群の比率の比較のため
のサンプルサイズの計算］

ダイアログボックスに P_1（0.65）と P_2（0.45）を入力する（**図 6-19**）.

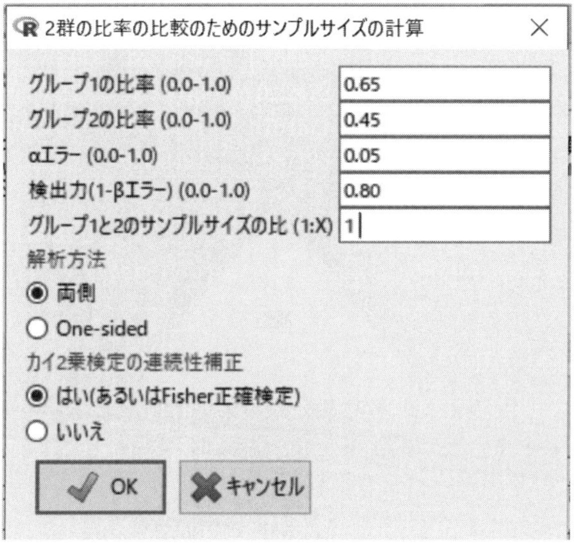

図 6-19　**2 群の比率の比較のためのサンプルサイズの計算のダイアログボック**

必要サンプルサイズ：各群 106 例

まとめ　各群 96 例，両群で 192 例（または各群 106 例，両群で 212 例）*の
サンプルサイズが必要である.

───────────

＊サンプルサイズを求める近似式が複数あるため，統計ソフトによって異なっ
た値が得られることがある.

214　　**6** 推測統計で用いられるさまざまな手法

　ターゲットとする「差」が小さすぎたり，データのばらつきが大きすぎたりすると，サンプルサイズが非現実的な値になることがあります．そのような場合は研究目的自体を見直す必要があります．また，実験ミスや，アンケート調査の回収率の低下，臨床試験の途中で追跡不能になる症例など，それぞれの研究固有の事情でサンプルサイズが減少してしまう可能性も考慮しておかなければなりません．

✎ **論文を書く時の注意事項**

　その研究で検出しようとする差，α 過誤率と β 過誤率の設定，および，中途での脱落数の見積もりなどをサンプルサイズの算出の根拠として報告する．

　例　先行研究に基づいて，群間での死亡率の差，10%を検出するためには，α 過誤率と β 過誤率をそれぞれ 5%および 20%と設定し，脱落率を 5%（各群，6 人）と見込んで，各群のサンプルサイズを 110 人とした．

(参考文献 20)

31. 非劣性検定（non-inferiority test）

前節では群間で「差がある」ことを検出するためにサンプルサイズを問題にしてきましたが，研究目的によっては「差がない」ことを示したい場合もあります．「差がない」ということを積極的に言いたい場合は非劣性検定（non-inferiority test）を行う必要があります．

▶「有意差なし」≠「同等である」

「有意差なし」という検定結果を得て，単純に，それを論拠として「同等である」と主張している例が時々見られますが，これは統計学的には誤りです．

通常の統計学的仮説検定では，「差がない」という帰無仮説を立て，帰無仮説が棄却できる場合には「差がある」という対立仮説を採択しますが，棄却できない場合の結論は「差がない」ではなくて，「差があるのか，ないのか，どちらとも言えない」です．つまり，有意差が出ない場合は，非常に情報量の乏しい結論しか得られないのです．

▶非劣性検定とは

非劣性検定は臨床的同等性検定（clinical equivalence test）とも呼ばれます．薬剤の臨床試験において，有効性の指標に現れない他の利点（例えば，　副作用が少ない，薬が飲みやすいなど）がある場合は，治験薬が対照薬に比べて有意に優れている必要はなく，「少なくとも同等」，すなわち，「劣っていない」ことを検証すればよい場合が少なくありません．

非劣性検定を行うには，まず，臨床的に許容できる最大の差を意味する非劣性マージン（non-inferiority margin），Δ を決めます．試験薬が対照薬と比較して劣っていたとしても，その差がΔ以下であれば，同等であると認めてもよいことを表しています．

試験薬群の対照薬群に対する効果の大きさを，効果サイズ（effect size），δ と呼び，両群の平均値や比率などの評価指標の「差」や「比」が用いられます．

評価指標が，正規性および等分散性が仮定できる平均値の比較の場合，効果サイズ，δの95%信頼区間の下限値が−Δより大きければ，有意水準5%で試験薬の対照薬に対する非劣性が検証できます．

有効率などの比率を評価指標とする場合は，さまざまな条件に合わせて信頼区間の算出法を選択する必要があるため成書を参照してください．

(参考文献13)

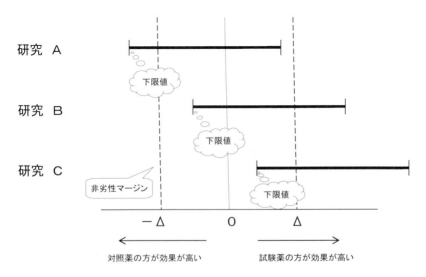

研究A： 95%CIの下限値 ＜ −Δ ⇒ 試験薬は対照薬と臨床的に同等ではない(非劣性がない)．
研究B： 95%CIの下限値 ＞ −Δ ⇒ 試験薬は対照薬と臨床的に同等である(非劣性がある)．
研究C： 95%CIの下限値 ＞ 0 ⇒ 試験薬は対照薬と臨床的に同等であり(非劣性がある)，かつ，試験薬の方が対照薬より(統計学的に有意に)優っている．

図6-20　試験薬群の対照薬群に対する効果サイズ（例，検査値の平均値の差），δの95%信頼区間（CI）と，非劣性マージンとの関係

【数値例6−31】

　薬剤 B 群（対照群）と薬剤 C 群の間で，検査値 T2 の平均値が臨床的に同等であるかどうか検定する．非劣性マージン（Δ）＝10.

使用データ （☞巻末の表X，変数 No. ①［薬剤 B と薬剤 C のみ］および⑧）

No.	B 群（対照）	C 群
1	134	142
2	164	146
3	115	180
……	……	……
19	129	110
20	134	136
平均値（$\overline{\mathrm{X}}$）	141.45	145.90
標準偏差（SD）	21.24	16.70

excel　統計関数使用

【数値例6−4 ⓐ】の計算手順（☞ p.106）により，薬剤 B 群（対照）と薬剤 C 群の母平均値の差，δ の95％信頼区間を求める．

$$d = |\overline{\mathrm{X}}_1 - \overline{\mathrm{X}}_2|$$

$$= |145.90 - 141.45|$$

$$= 4.450$$

$$\mathrm{SE_d} = \sqrt{\left(\frac{(n_1-1) \times \mathrm{SD}_1^2 + (n_2-1) \times \mathrm{SD}_2^2}{n_1 + n_2 - 2}\right) \times \left(\frac{1}{n_1} + \frac{1}{n_2}\right)}$$

$$= \sqrt{\left(\frac{(20-1) \times 16.70^2 + (20-1) \times 21.24^2}{20 + 20 - 2}\right) \times \left(\frac{1}{20} + \frac{1}{20}\right)} = 6.042$$

$$df = n_1 + n_2 - 2$$

$$= 20 + 20 - 2 = 38$$

δ の95％信頼区間

下限：$d - t(1 - 0.05/2, 38) \times \mathrm{SE_d}$

$$= 4.450 - 2.024 \times 6.042 = -7.782$$

218　　6 推測統計で用いられるさまざまな手法

上限：$d + t(1 - 0.05/2, 38) \times SE_d$

$$= 4.450 + 2.024 \times 6.042 = 16.682$$

まとめ ▶ 薬剤 B 群（対照）と薬剤 C 群の母平均値の差，δ の 95％信頼区間の下限値は $-\Delta$ より大きい（$-7.782 > -10$）ので，薬剤 C は薬剤 B（対照）と臨床的に同等である[*].

---

[*] 通常の有意差検定（対応のない t 検定）では，$P = 0.466$ であり，両群間に有意差はないが，これを根拠に同等であると主張することはできない.

32. 費用効果分析 (cost effectiveness analysis)

　費用効果分析は医療経済学の一部分としてとらえることができます．医療経済は資源の最適な再配分を目指すものです．誰かの利益（例，患者）を増やそうとすると，他の誰かの利益（例，医療保険金支払者）を損なうことになります．医療経済評価は治療法の選択や診療支援，患者教育，予防施策の評価，保健政策の立案などに利用されます[*]．

▶効果の指標： 質調整生存年数

　費用効果分析では，得られた効果とそれに要した費用との比を計算することで費用に見合った効果が得られたのかどうかを評価します．効果に関しては，生存年数と生活の質（Quality of life, QOL）の両方を考慮した質調整生存年数（Quality adjusted life year, QALY）と呼ばれる指標がよく用いられます．QALY は生存期間に QOL 値を乗じることにより得られます．QOL 値は 1 が完全な健康を，0 が死亡を表します．例えば，QOL 値 0.2 の健康状態で 5 年間生存した場合，0.2×5 = 1 QALY．この値は完全に健康な状態（QOL = 1）で 0.2 年生存したのと同じ価値と計算されます．何らかの資料から費用を計算し費用対効果比を求めます．

▶医療経済評価におけるモデル分析

　分析期間が比較的短い場合（例，感染症治療など）は決定樹（decision tree）を用いてモデル化する方法がよく用いられます（**図 6-21**）．分析期間が長い場合（例，糖尿病などの慢性疾患）はマルコフモデル（Markov model）が用いられます．症状が進行する疾患については区切りとなる状態（例，網膜症，腎症，虚血性心疾患などの発症）を定めて，各状態は毎年一定の確率で，

＊〈参考資料〉日本製薬工業協会　データサイエンス部会：医薬品の価値の科学的な評価−データサイエンス担当者のための費用対効果評価の現状と手法の解説−（2014）（http://www.jpma.or.jp/medicine/shinyaku/tiken/allotment/pdf/2014ds_tf3.pdf）

より重症度の高いステージへの推移が発生すると仮定します．

▶決定樹モデルの見方

図示されている決定樹（判断樹）モデルによる分析は，医療経済評価のみならず，さまざまな意思決定に利用されています．木構造の経路を描きながら，複数の治療法から選択した決断により生じるいろいろな過程を考えます．最終的にたどり着く結果の評価から期待値を計算し，最初の決断の優劣を考え，治療方針を決定します．

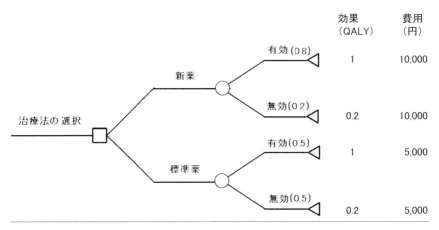

図 6-21　決定樹モデルによる費用効果分析

この例では，新薬を使った場合と標準薬を使った場合を比較しています．治療法の有効／無効は過去に行われた臨床試験や疫学調査の結果から確率を推定します．有効率は新薬が 80%，標準薬が 50% と見積もられ，どちらの薬物療法においても，有効だった場合を 1 QALY，無効だった場合を 0.2 QALY と推定しています．それぞれの治療法の費用は有効／無効にかかわらず，標準薬は 5,000 円，新薬は 10,000 円です．

6.5.32 費用効果分析 *221*

▶増分費用効果比

　費用効果分析の結果は，増分費用効果比（Incremental cost-effectiveness ratio：ICER）を用いて提示するのが一般的です．IC：増分費用（新薬と標準薬の費用の差），IE：増分効果（新薬と標準薬の期待効果の差）とすると，

$$ICER = \frac{IC}{IE}$$

$$IC = 10,000 - 5,000 = 5,000(円)$$

　それぞれの経路における QALY に有効／無効の確率を掛けて加えれば，期待効果（QALY）が求まります．

$$IE = (1 \times 0.8 + 0.2 \times 0.2) - (1 \times 0.5 + 0.2 \times 0.5)$$

$$= 0.84 - 0.6 = 0.24(QALY)$$

　したがって，

$$ICER = 5000/0.24 = 20,833$$

まとめ　1QALY 当りの増分費用は 20,833 円．

222 ⑥ 推測統計で用いられるさまざまな手法

33. メタアナリシス (meta-analysis)

　科学的根拠に基づく医療 (evidence-based medicine, EBM) とは，研究結果から得られた最善のエビデンスを治療に生かすことにより，患者との良好な協力関係を築こうとする考え方です．医療分野の情報は統計学的に裏付けられた科学的妥当性と，結果の臨床的重要性という見地から質の高さが評価されます．したがって，人から得られた情報の方が動物から得られた情報よりエビデンスのレベルが高く，複数の研究結果が一致していればさらに信頼性が高いといえます．

　メタアナリシスとは特定のテーマに関して，過去に行われた複数の独立した研究結果を統合し分析する統計解析です．研究を統合することで全体としてのサンプルサイズが増え推定の精度が上がるため，解析結果は EBM のための強力な情報を提供できると考えられています．

▶系統的レビュー

　過去に行われた特定のテーマに関する研究を，計画的，包括的，かつ，再現可能な方法で収集し，研究結果を要約したものを系統的レビュー (systematic review) といいます．著者の自由裁量に委ねられている従来の総説 (narrative review) とは異なり，文献の選択バイアスを避けるために，MEDLINE や EMBASE などのデータベースの徹底的，かつ，系統的に検索しエビデンスを定性的に統合したものです．メタアナリシスは系統的レビューで特定した研究の数値的な結果を統計学的に統合したもの，つまりエビデンスを定量的に統合したものです．

　ランダム化比較試験 (RCT) を中心に，世界中の臨床試験の系統的レビューを実施しているコクラン共同計画 (The Cochrane Collaboration) は，英国国民保険サービスの一環として 1992 年に開始され，世界的に展開されつつある医療技術評価プロジェクトです．医療情報サービス事業 Minds により，一部邦訳されています (http://minds.jcqhc.or.jp)．

▶メタアナリシスの手順

1）データを抽出する.

　収集した研究資料から，適格基準（研究デザイン，出版・研究の時期，言語，被験者の選択基準，サンプルサイズ，観察期間など）を決めてデータを抽出します.

2）抽出したデータを統合する.

　データを統合するには各研究に適切な重みづけが必要になりますが，個々の研究の効果サイズ（effect size）は同じであり研究間の効果サイズの違いは偶然誤差のみが原因であると考える固定効果モデル（fixed effect model）と，偶然誤差だけでなくその研究に固有の誤差もあると考えるランダム効果モデル（random effect model）を用いる方法があります. メタアナリシスのためのソフトウェアとして，Review Manager（RevMan）が無料で公開されています.

3）フォレストプロットを作成する.

　個々の研究の効果サイズとその95％信頼区間，個々の群のサンプルサイズ，統合した効果サイズとその95％信頼区間を表したグラフがフォレストプロット（forest plot）です. 効果サイズとしては，リスク比やオッズ比，ハザード比，標準化された平均値の差（standardized mean difference）*などが用いられます.

　個々の研究の横棒は95％信頼区間，■が大きいほど研究の重み（サンプルサイズに比例）が大きいことを表します. ひし形の中心は統合された効果サイズ（図 6-22 ではリスク比），横幅は95％信頼区間を表わしています.

　統合リスク比の95％信頼区間（ひし形の横幅）が1を含まないこと，および統合効果（overall effect）の検定が有意（P＝0.0001）であることから，drug X と比較して drug Y の方がリスク（死亡などのイベントの発生）を低下させることがわかります.

───────────────

＊標準化された平均値の差＝（平均値の差）／（各群の標準偏差の平均値）

| | drug X | | drug Y | | | |
	Events	Total	Events	Total	Weight	Risk Ratio [95% CI]
study A	38	401	12	385	45.1%	2.99 [1.86, 5.12]
study B	6	61	1	59	7.1%	7.76 [0.79, 89.44]
study C	109	992	21	869	47.8%	6.23 [4.57, 11.04]
total		1454		1313	100.0%	4.65 [2.02, 10.02]

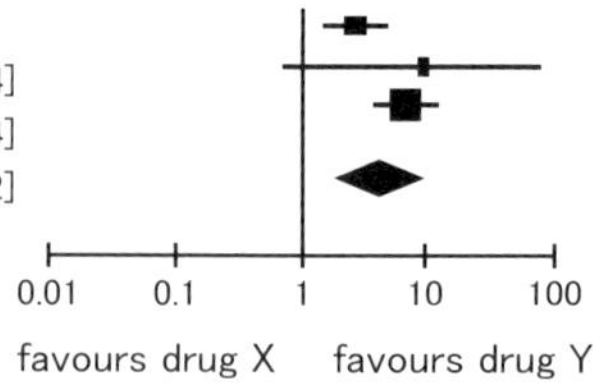

0.01　0.1　1　10　100
favours drug X　　favours drug Y

Heterogeneity:　Chi²=5.03　I²=60%

Test for overall effect:　Z=4.42 (P=0.0001)

図 6-22　drug X と drug Y の治療効果を比較した 3 つの架空の無作為化比較試験の メタアナリシスのフォレストプロット

4）研究間の許容できない異質性を検討する.

　各研究の患者集団の違いや研究デザインが異なるために得られた結果がばら ついていることを研究結果の異質性（不均一性）と呼びます．コクランの Q 検定（Cochran Q test）や，I^2 が異質性（heterogeneity）の指標として用いら れます．コクランの Q 検定（χ^2 検定）はメタアナリシスに含める研究数が増 えるほど有意になりやすい傾向にあります．I^2 は Q に対して研究数，K で調 整を行うため研究数に左右されません．

$$I^2 = \frac{Q-(K-1)}{Q} \times 100 \,（\%）：I^2 \,の値（0～100\%）が大きいほど異質性が$$

あると判断される．

5）出版バイアスの有無を調べる.

　出版バイアス（publication bias）とは，研究結果が有意でない場合，研究そ のものが公表されない傾向がある状況でメタアナリシスを行うと，統合結果に 偏りを生じることを指します．公表バイアスの有無を評価するためのグラフが ファンネルプロット（funnel plot）です．通常，横軸に効果サイズ，縦軸にサ ンプルサイズをとり，メタアナリシスに含まれる研究をプロットします．ファ ンネルプロットに非対称性がみられる場合，出版バイアスの可能性が示唆され ます．

例えば，効果サイズ（リスク比やオッズ比）が小さいほど，試験薬の有効性が認められる研究の場合，効果サイズが大きい研究は報告されにくいので，以下の図のようにプロットが非対称になります（図6-23）．

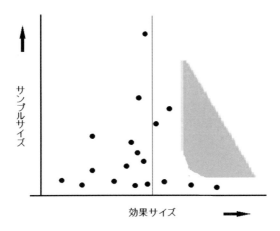

図6-23　非対称性がみられるファンネルプロットの例
　　　　（灰色のエリアに該当する研究がない）

（参考文献8）

医療研究によく用いられる各種統計ソフトに含まれる主な解析手法[*1]

統計ソフト	excel 分析ツール	EZR	SPSS[*2]	JMP	Prism
最新 version	excel 2016	Ver 1.33	Ver 25	Ver 14	Ver 7
開発・販売元 (2018年7月現在)	Microsoft	フリー統計ソフト[*3]	IBM (旧 SPSS Inc.)	SAS Institute Inc.	GraphPad Software Inc.
ヒストグラム	○	○	○	○	○
正規性の検定	×	○	○	○	○
箱ひげグラフ	×	○	○	○	○
対応のない t 検定	○	○	○	○	○
ウェルチの t 検定	○	○	○	○	○
対応のある t 検定	○	○	○	○	○
多重比較法	×	○	○	○	○
（要因）分散分析	○	○	○	○	○
反復測定分散分析	×	○	△	○	×
共分散分析	×	○	△	○	×
マン・ホイットニー検定	×	○	○	○	○
ウィルコクソン符号付き順位検定	×	○	○	○	○
クラスカル・ウォリス検定	×	○	○	○	○
フリードマン検定	×	○	○	×	○
独立性の χ^2 検定	×	○	○	○	○

---

*1 最低限必要な統計量が出力されれば○とした．例えば，分析ツールで相関分析を行うとピアソンの相関係数の値のみが出力されるが，他のソフトでは相関係数の検定結果も同時に得られる．Prism の線形回帰分析は2変量解析に限られているが，他のソフトでは多変量解析も可能である．詳細はそれぞれのマニュアルを参照していただきたい．

*2 SPSS は基本的な解析手法を含む SPSS Statistics と，いくつかのアドオンモジュールからなる．○：SPSS Statistics のみ，△：Advanced Statistics が必要，□：Regression が必要．

統計ソフト	excel 分析ツール	EZR	SPSS[*2]	JMP	Prism
最新 version	excel 2016	Ver 1.33	Ver 25	Ver 14	Ver 7
開発・販売元 (2018 年 7 月現在)	Microsoft	フリー 統計 ソフト[*3]	IBM （旧 SPSS Inc.）	SAS Institute Inc.	GraphPad Software Inc.
フィッシャー直接確率法	×	○	○	○	○
マクニマ検定	×	○	○	×	×
傾向性 χ^2 検定	×	○	○	○	○
比率の区間推定	×	○	○	○	○
マンテル・ヘンツェル検定	×	○	○	○	×
ピアソンの相関	○	○	○	○	○
スピアマンの相関	×	○	○	○	○
線形回帰分析	○	○	○	○	○
ロジスティック回帰分析	×	○	□	○	×
カプラン・マイヤー生存曲線	×	○	△	○	○
ログランク検定	×	○	△	○	○
コックス比例ハザード回帰分析	×	○	△	○	×
コーエンの κ 係数	×	○	○	○	×
ROC 曲線	×	○	○	○	○

＊3　自治医科大学附属さいたま医療センター血液科ホームページ（http://www.jichi.ac.jp/saitama-sct/SaitamaHP.files/download.html）からダウンロード.

参考文献

1. 大村　平：多変量解析のはなし，日科技連，東京，1985

2. 古川俊之監修，丹後俊郎著：新版　医学への統計学，朝倉書店，東京，1993

3. 永田　靖，吉田道弘：統計的多重比較法の基礎，サイエンティスト社，東京，1997

4. 橘　敏明：確率化テストの方法，日本文化科学社，東京，1997

5. 奥田千恵子：医薬研究者のためのケース別統計手法の学び方，金芳堂，京都，1999

6. Hacking I 著，石原英樹，重田園江訳：偶然を飼いならす，木鐸社，東京，1999

7. Gardner MJ, Altman DG 著，舟喜光一，折笠秀樹訳：信頼性の統計学，サイエンティスト社，東京，2001
   信頼区間の計算

8. 丹後俊郎：メタ・アナリシス入門，朝倉書店，東京，2002

9. Stephen BH, et al 著，木原雅子，木原正博訳：医学的研究のデザイン，第2版，メディカル・サイエンス・インターナショナル，東京，2004

10. 芝村　良：R.A. フィッシャーの統計理論，九州大学出版会，福岡，2004

11. 奥田千恵子：医薬研究者のための統計ソフトの選び方，第2版，金芳堂，京都，2005

12. Fletcher RH, Fletcher SW 著，福井次矢監訳：臨床疫学，第2版，メディカル・サイエンス・インターナショナル，東京，2006

13. 丹後俊郎，上坂浩之：臨床試験ハンドブック－デザインと統計解析－，朝倉書店，東京，2006

14. 奥田千恵子：医薬研究者のための評価スケールによるデータ収集と統計処理，金芳堂，京都，2007

15. Grafen A, Hails R 著，野間口謙太郎，野間口真太郎訳：一般線形モデルによる生物科学のための現代統計学，共立出版，東京，2007

16. 松原　望：入門　ベイズ統計－意思決定の理論と発展，東京図書，東京，2008

17. 奥田千恵子：医薬研究者のための研究デザインに合わせた統計手法の選び方，金芳堂，京都，2009
18. Fleiss JL et al 著，Fleiss 愛好会訳：計数データの統計学，第3版，アーム，大阪，2009
19. 奥田千恵子：医薬研究者のための統計記述の英文表現　第3版，金芳堂，京都，2010
20. 山口拓洋：サンプルサイズの設計，健康医療評価研究機構，東京，2010
21. 奥田千恵子：医薬研究者の視点から見た道具としての統計学　第2版，金芳堂，京都，2011
22. Lang TA, Secic M 著，大橋靖雄，林健一監訳：わかりやすい医学統計の報告，中山書店，東京，2011

230

表 X　臨床試験 X

変数 No.	①	②	③	④
ID	群	性別	年齢	効果
1	薬剤 A	男性	58	有効
2	薬剤 A	女性	52	無効
3	薬剤 A	女性	65	無効
4	薬剤 A	男性	51	無効
5	薬剤 A	女性	65	無効
6	薬剤 A	女性	56	無効
7	薬剤 A	女性	63	無効
8	薬剤 A	男性	49	無効
9	薬剤 A	男性	64	有効
10	薬剤 A	女性	69	有効
11	薬剤 A	女性	65	無効
12	薬剤 A	女性	48	無効
13	薬剤 A	女性	65	有効
14	薬剤 A	女性	61	有効
15	薬剤 A	女性	48	無効
16	薬剤 A	女性	45	有効
17	薬剤 A	男性	68	無効
18	薬剤 A	男性	53	無効
19	薬剤 A	女性	51	無効
20	薬剤 A	男性	48	無効
21	薬剤 B	女性	58	無効
22	薬剤 B	男性	58	有効
23	薬剤 B	女性	59	有効
24	薬剤 B	女性	58	無効
25	薬剤 B	女性	48	有効
26	薬剤 B	女性	67	有効
27	薬剤 B	女性	36	無効
28	薬剤 B	男性	54	無効
29	薬剤 B	女性	68	有効
30	薬剤 B	男性	70	無効

のデータ

⑤	⑥	⑦	⑧	⑨
評価 1	評価 2	検査値 T1	検査値 T2	検査値 S
4	1	172	123	98
5	4	184	170	100
5	4	192	186	90
5	4	176	170	100
5	4	195	174	98
5	3	182	148	98
5	5	160	152	92
4	5	160	164	94
3	2	160	128	85
4	4	180	165	104
4	5	180	184	95
3	2	160	144	96
2	1	178	138	96
2	3	160	152	91
4	5	154	150	85
3	3	160	142	90
4	4	186	200	97
4	3	166	144	94
4	3	176	154	94
4	2	172	148	98
3	3	162	134	96
4	4	160	164	94
3	1	192	115	96
5	3	168	156	98
4	2	178	133	94
3	4	184	162	92
4	2	160	146	88
3	2	166	140	96
3	1	172	110	98
5	3	176	198	96

変数 No.	①	②	③	④
ID	群	性別	年齢	効果
31	薬剤 B	女性	70	有効
32	薬剤 B	女性	63	無効
33	薬剤 B	男性	51	有効
34	薬剤 B	女性	44	有効
35	薬剤 B	女性	53	無効
36	薬剤 B	男性	71	有効
37	薬剤 B	男性	67	有効
38	薬剤 B	男性	58	有効
39	薬剤 B	女性	64	有効
40	薬剤 B	女性	69	有効
41	薬剤 C	男性	69	無効
42	薬剤 C	男性	60	有効
43	薬剤 C	男性	67	無効
44	薬剤 C	女性	53	有効
45	薬剤 C	女性	54	有効
46	薬剤 C	女性	67	有効
47	薬剤 C	女性	60	有効
48	薬剤 C	女性	68	無効
49	薬剤 C	男性	55	無効
50	薬剤 C	女性	62	無効
51	薬剤 C	女性	51	無効
52	薬剤 C	男性	51	無効
53	薬剤 C	女性	65	無効
54	薬剤 C	女性	64	無効
55	薬剤 C	男性	70	有効
56	薬剤 C	男性	38	無効
57	薬剤 C	男性	68	有効
58	薬剤 C	男性	37	有効
59	薬剤 C	女性	52	有効
60	薬剤 C	男性	65	無効

⑤ 評価1	⑥ 評価2	⑦ 検査値T1	⑧ 検査値T2	⑨ 検査値S
5	1	170	128	98
4	1	162	121	90
3	2	180	145	98
3	1	165	130	90
4	1	170	118	98
5	4	180	168	90
3	2	184	143	96
4	2	198	155	98
4	2	168	129	95
5	2	163	134	93
3	2	174	142	96
4	2	168	146	95
4	4	170	180	98
4	5	170	172	98
3	3	168	148	98
4	4	164	160	94
4	3	160	142	96
5	5	158	168	89
5	4	160	146	96
3	1	183	144	98
5	2	186	150	98
4	3	162	148	93
5	2	164	140	91
4	1	164	114	90
5	3	170	148	90
4	1	175	132	98
3	3	168	152	96
5	2	160	140	96
3	1	195	110	96
4	1	179	136	87

日本語索引

あ

アウトカム	18
アドインソフト	32
洗い出し期間	25

い

イェーツの補正	148
医学統計学	2
異質性	224
1元配置分散分析	122
一般集団サンプル	27
イベント	183, 195
医薬統計学	2
医療研究	2
医療統計学	2
因果関係	18
因子分析	185
陰性尤度比	202
陰性予測値	202

う

ウィリアムズ検定	116
ウィルコクソン順位和検定	136
ウィルコクソン符号付き順位検定	139
ウェルチのt検定	111
後向き研究	21
後向きコホート研究	23
打ち切り	195

え

疫学研究	20
疫学指標	187
エラーバー	108

お

横断的研究	20
オッズ	153
オッズ比	153, 189
オブライエン検定	102

か

回帰係数	173
回帰直線	173
回帰分析	171
回帰モデル	172
階乗	94
介入研究	24
ガウス分布	61
拡張マンテル法	158
確率	14, 92
確率分布	15
確率変数	15
確率密度関数	77
片側検定	90
傾き	173
カットオフ値	207
カテゴリーデータ	5
カプラン・マイヤー生存曲線	199
カプラン・マイヤー法	195
間隔尺度	5
観察的研究	18
観測度数	145
感度	202
関連性	20

き

棄却限界値	98
擬似相関	167
記述的研究	18
記述統計	56
基礎研究	2
期待度数	146
帰無仮説	89
共分散分析	133

共変量······133	
曲線下面積······207	
曲線適合······175	
寄与リスク······189	
寄与率······174	

く

偶然誤差······13	
区間推定······81	
クラスカル・ウォリス検定······141	
クラスター分析······186	
クロスオーバーデザイン······25	
クロステーブル······145	

け

傾向性の χ^2 検定······158
系統誤差······13
系統的レビュー······222
計量生物学······2
ケース······21
ケース・コントロール研究······21
決定係数······174
決定樹······219
検出力······92
検証的研究······18
検定統計量······98
ケンドールの相関係数······170

こ

効果サイズ······110, 215
交互作用······128
交絡因子······177
ゴールドスタンダード······201
コクラン・アーミテージ検定······158
コクラン・マンテル・ヘンツェル検定·162
コクラン共同計画······222
コクランのQ検定······224
コックス比例ハザード回帰分析······200
固定効果モデル······223
コルモゴロフ・スミルノフ適合度試験·100
コントロール······21

さ

最小化法······29
最小値······64
最小2乗法······173
最大値······64
最頻値······60
サブグループ解析······177
残査······173
算術平均値······60
散布図······165
サンプルサイズ······209

し

死因別死亡率······187
シェフェ検定······116
事後確率······205
施設内審査委員会······8
事前確率······205
実験的研究······18
質調整生存年数······219
時点有病率······188
4分位範囲······64
シミュレーション······73
シャピロ・ウィルクス検定······100
重回帰······180
従属変数······171
縦断的研究······20
自由度······63, 124
自由度を調整した R^2······179
集落抽出······28
主成分分析······185
出現度数······57, 145
出生率······187
出版バイアス······9, 224
順位······135
順位統計量······135
順序カテゴリーデータ······5
順序尺度······5
準ランダム抽出······28
情報バイアス······26

除外基準	27
人年	188
真の値	12, 70
信頼区間	81
信頼係数	81

す

推測統計	56, 70
推定値	70
数値データ	5
スティール・ドゥワス検定	141
スティール検定	141
スピアマンの相関係数	170

せ

正確無作為検定	94
正規分布	60, 76
生存時間分析	195
生存率	188
生物統計学	2
生命表法	195
絶対リスク減少	190
セル	145
線形回帰分析	175, 180
選択基準	27
選択バイアス	26

そ

層化抽出	28
相加平均値	60
相関係数	164
相関分析	164
想起バイアス	26
相対リスク	189
相対リスク減少	190
増分費用効果比	221
層別ランダム化法	29
測定誤差	12

た

対応のある t 検定	113

対応のない t 検定	106
対照	18
対数オッズ	183
対数正規分布	62
対立仮説	89
多重性	117
多重比較法	116
ダネット検定	121
多変量解析	178
多変量分散分析	185
単回帰	180
探索的研究	18
単純ランダム化法	28
単純ランダム抽出	28
単盲検化試験	29

ち

置換ブロック	28
致命率	188
中央値	60
チューキー検定	135
中心極限定理	72
調整	178
治療必要数	190

て

データ変換	61
テューキー検定	116

と

統計学的仮説検定	89
統計量	60
統合効果	223
特異度	202
独立性の χ^2 検定	148
独立変数	171

な

並べ替え検定	94

に

2 元配置分散分析‥‥‥‥‥‥‥‥128
2 項係数‥‥‥‥‥‥‥‥‥‥‥94
2 項検定‥‥‥‥‥‥‥‥‥‥‥94
2 項分布‥‥‥‥‥‥‥‥‥15, 62
二重盲検化試験‥‥‥‥‥‥‥‥29
2 値データ‥‥‥‥‥‥‥‥‥‥5
2 変量解析‥‥‥‥‥‥‥‥‥173

の

ノンパラメトリック検定法‥‥‥‥‥135

は

パーセンタイル値‥‥‥‥‥‥‥64
バートレット検定‥‥‥‥‥‥‥102
バイアス‥‥‥‥‥‥‥‥‥13, 26
バイオ統計学‥‥‥‥‥‥‥‥‥2
背景因子‥‥‥‥‥‥‥‥‥56, 177
排中律‥‥‥‥‥‥‥‥‥‥‥90
背理法‥‥‥‥‥‥‥‥‥‥‥89
箱ひげ図‥‥‥‥‥‥‥‥‥‥108
ハザード‥‥‥‥‥‥‥‥‥‥200
ハザード比‥‥‥‥‥‥‥‥‥200
外れ値‥‥‥‥‥‥‥‥‥‥‥164
発生密度‥‥‥‥‥‥‥‥‥‥188
発生率‥‥‥‥‥‥‥‥‥‥‥188
ばらつき‥‥‥‥‥‥‥‥‥‥13
パラメトリック検定法‥‥‥‥‥105
パラレルデザイン‥‥‥‥‥‥‥24
範囲‥‥‥‥‥‥‥‥‥‥‥‥64
反復測定分散分析‥‥‥‥‥‥131
判別分析‥‥‥‥‥‥‥‥‥‥186

ひ

比‥‥‥‥‥‥‥‥‥‥‥‥‥67
ピアソンの積率相関係数‥‥‥‥167
ピアソンの相関係数‥‥‥‥‥167
比尺度‥‥‥‥‥‥‥‥‥‥‥5
ヒストグラム‥‥‥‥‥‥‥‥57
非線形回帰分析‥‥‥‥‥‥‥175

非盲検化試験‥‥‥‥‥‥‥‥29
百分率‥‥‥‥‥‥‥‥‥‥‥67
費用効果分析‥‥‥‥‥‥‥‥219
標準化‥‥‥‥‥‥‥‥‥‥‥77
標準化回帰係数‥‥‥‥‥‥‥179
標準化された平均値の差‥‥‥‥223
標準誤差‥‥‥‥‥‥‥‥‥‥74
標準正規分布‥‥‥‥‥‥‥‥78
標準偏差‥‥‥‥‥‥‥‥‥‥63
標本‥‥‥‥‥‥‥‥‥‥10, 70
標本誤差‥‥‥‥‥‥‥‥‥‥13
非劣性検定‥‥‥‥‥‥‥‥‥215
非劣性マージン‥‥‥‥‥‥‥215
頻度論的統計学‥‥‥‥‥‥‥205

ふ

ファンネルプロット‥‥‥‥‥224
フィッシャー正確確率法‥‥‥‥152
フィッシャー直接確率法‥‥‥‥152
フォレストプロット‥‥‥‥‥223
ブラウン・フォーサイス検定‥‥‥102
プラセボ‥‥‥‥‥‥‥‥‥‥29
フリードマン検定‥‥‥‥‥‥143
ブロックランダム化法‥‥‥‥‥28
分割表‥‥‥‥‥‥‥‥‥‥‥145
分散‥‥‥‥‥‥‥‥‥‥63, 124
分散分析法‥‥‥‥‥‥‥‥‥124
分析ツール‥‥‥‥‥‥‥‥‥39
分析的研究‥‥‥‥‥‥‥‥‥18

へ

平均値‥‥‥‥‥‥‥‥‥‥‥60
平均平方‥‥‥‥‥‥‥‥‥‥124
ベイズ統計学‥‥‥‥‥‥‥‥205
ベースライン特性‥‥‥‥‥28, 56
ヘルシンキ宣言‥‥‥‥‥‥‥7
ベルヌーイ試行‥‥‥‥‥‥‥15
偏差‥‥‥‥‥‥‥‥‥‥63, 123
偏差平方和‥‥‥‥‥‥‥63, 123
偏相関係数‥‥‥‥‥‥‥‥‥167

ほ

報告バイアス・・・・・・・・・・・・・・・・・・26
母集団・・・・・・・・・・・・・・・・・・・・・・10, 70
母集団薬物動態解析・・・・・・・・・・・・・206
母数・・・・・・・・・・・・・・・・・・・・・70, 105
ポストホックテスト・・・・・・・・・・・・118
ホルム法・・・・・・・・・・・・・・・・・・・135
ボンフェローニ補正法・・・・・・・・・・・116

ま

前向き研究・・・・・・・・・・・・・・・・・・・22
前向きコホート研究・・・・・・・・・・・・・22
マクニマ検定・・・・・・・・・・・・・・・・・160
マスク化・・・・・・・・・・・・・・・・・・・・29
マッチング・・・・・・・・・・・・・・・・・・・27
マルコフモデル・・・・・・・・・・・・・・・219
マルコフ連鎖モンテカルロ・・・・・・・・205
マン・ホイットニー検定・・・・・・・・・136
マンテル・ヘンツェル検定・・・・・・・・162

む

無限母集団・・・・・・・・・・・・・・・・・・・11
無告知バイアス・・・・・・・・・・・・・・・・26
無作為検定・・・・・・・・・・・・・・・・・・・94

め

名義尺度・・・・・・・・・・・・・・・・・・・・・5
メタアナリシス・・・・・・・・・・・・・・・222
面接バイアス・・・・・・・・・・・・・・・・・26

も

盲検化・・・・・・・・・・・・・・・・・・・・・29

ゆ

有意水準・・・・・・・・・・・・・・・・・・・・91
有限母集団・・・・・・・・・・・・・・・・・・・11
有病率・・・・・・・・・・・・・・・・・・・・188

よ

要因分散分析・・・・・・・・・・・・・・・・・135

陽性尤度比・・・・・・・・・・・・・・・・・・202
陽性予測値・・・・・・・・・・・・・・・・・・202
予測・・・・・・・・・・・・・・・・・・・・・・172

ら

ランダム・・・・・・・・・・・・・・・・・・・16
ランダム化比較試験・・・・・・・・・・・・・24
ランダム効果モデル・・・・・・・・・・・・223
ランダム抽出・・・・・・・・・・・・・・・・・28
ランダム割り付け・・・・・・・・・・・28, 177

り

リアルワールドデータ・・・・・・・・・・・22
利益相反・・・・・・・・・・・・・・・・・・・・8
罹患率・・・・・・・・・・・・・・・・・・・・188
離散量・・・・・・・・・・・・・・・・・・・・・5
リスク・・・・・・・・・・・・・・・・・・・・153
リスク比・・・・・・・・・・・・・・・153, 189
率・・・・・・・・・・・・・・・・・・・・・・187
両側検定・・・・・・・・・・・・・・・・・・・90
リリフォース検定・・・・・・・・・・・・・100
理論的確率分布・・・・・・・・・・・・・・・77
臨床研究・・・・・・・・・・・・・・・・・・・・2
臨床試験・・・・・・・・・・・・・・・・・・・24
臨床的同等性検定・・・・・・・・・・・・・215
臨床統計学・・・・・・・・・・・・・・・・・・2

る

累積罹患率・・・・・・・・・・・・・・・・・188
ルービン検定・・・・・・・・・・・・・・・・102

れ

連続量・・・・・・・・・・・・・・・・・・・・・5

ろ

ログランク検定・・・・・・・・・・・・・・・197
ロジスティック回帰分析・・・・・・・・・183
ロジット・・・・・・・・・・・・・・・・・・183

わ

割合・・・・・・・・・・・・・・・・・・・67, 187

欧文索引

A

Absolute risk reduction（ARR）·········190
adjustment·······························178
α error··································91
α 過誤·································91
alternative hypothesis·····················89
analysis of covariance（ANCOVA）·······133
analytical study···························18
ANOVA table·····························124
area under the curve·····················207
arithmetic mean··························60
association·······························20
attributable risk·························189

B

background factor··················56, 177
Bartlett test·····························102
baseline characteristics··············28, 56
Bayes' statistics·························205
Bernoulli trial··························15
β error··································91
β 過誤·································91
bias···································13
binary data·····························5
binomial coefficient······················94
binomial distribution················15, 62
binomial test·····························94
biostatistics·····························2
birth rate·······························187
bivariate analysis·······················173
blinding·······························29
block randomization·····················28
Bonferroni correction····················116
box and whisker plot·····················65
Brown-Foresythe test····················102

C

case···································21
case-control study·······················21
case-fatality rate·······················188
categorical data·························5
cause-and-effect relationship··············18
cause-specific mortality rate··············187
cell···································145
censored·······························195
central limit theorem····················72
χ^2 distribution····················79, 148
χ^2 test for independence··············148
χ^2 test for trend····················158
χ^2 検定·······························148
χ^2 分布····················79, 148
clinical equivalence test·················215
clinical trial·····························24
cluster analysis·························186
cluster sampling·························28
Cochran Q test·························224
Cochran-Armitage test···················158
Cochran-Mantel-Haenszel test···········162
coefficient of determination··············174
confidence coefficient····················81
confidence interval（CI）··················81
confirmatory study·······················18
Conflict of Interest（COI）················8
confounding factor·······················177
contingency table·······················145
continuous data·························5
control·······························18
correlation analysis·····················164
correlation coefficient···················164
cost effectiveness analysis···············219
covariate·······························133
Cox proportional hazard regression
　analysis······························200
cross table·····························145
crossover design·························25
cross-sectional study····················20

cumulative incidence·····················188
curve fitting··························175
cutoff···························207

D

data transformation·····················61
decision tree·························219
Declaration of Helsinki················7
degree of freedom （df）················63
dependent variable····················171
descriptive statistics···················56
descriptive study·····················18
deviation （d）·····················63, 123
discrete data·························5
discriminant analysis·················186
dispersion·························13
double-blinded trial···················29
double-masked trial···················29
Dunnett test·························121

E

EBM·····························222
effect size·······················110, 215
eligibility criteria·····················27
epidemiologic study···················20
epidemiological index·················187
estimate···························70
evidence-based medicine···············222
exact randomization test···············94
exclusion criteria·····················27
expected frequency···················146
experimental study···················18
exploratory study····················18
EZR （Easy R）·····················32, 41

F

F distribution························80
F test·····························102
F 検定····························102
F 分布····························80
factor analysis·······················185

factorial···························94
finite population······················11
Fisher's exact test····················152
fixed effect model····················223
forest plot·························223
frequency·······················57, 145
Frequentist statistics·················205
Friedman test·······················143
funnel plot·························224

G

Gauss distribution····················61
gold standard························201

H

hazard····························200
hazard ratio························200
heterogeneity·······················224
histogram··························57

I

incidence···························188
incidence density·····················188
inclusion criteria·····················27
Incremental cost-effectiveness ratio （ICER）
·····························221
independent variable··················171
inferential statistics·················56, 70
infinite population·····················11
information bias······················26
Institutional Review Board （IRB）········8
intent-to-treat （ITT） 分析············30
interaction·························128
interquartile range···················64
interval estimation···················81
interval scale·······················5
intervention study···················24
interviewer bias······················26

K

Kaplan-Meier method·················195

Kaplan-Meier survival curve·············199
Kendall's correlation coefficient··········170
Kolmogorov-Smirnov test of fit···········100
Kruskal-Wallis test·····················141

L

least square method····················173
Levene test····························102
life table method·····················195
Lilliefors test·······················100
linear regression analysis···········175, 180
logistic regression analysis···········183
log rank test·························197
log-normal distribution·················62
longitudinal study·····················20

M

Mann-Whitney test····················136
Mantel-extension test·················158
Mantel-Haenszel test·················162
Markov Chain Monte Carlo（MCMC）··205
Markov model·························219
masking·····························29
matching····························27
maximum····························64
McNemar test·························160
mean·······························60
mean square（MS）···················124
measurement error····················12
median·····························60
meta-analysis························222
minimization·························29
minimum····························64
mode·······························60
multiple comparisons··················116
multiple regression···················180
multiplicity··························117
multivariate analysis··················178
multivariate analysis of variance（MANOVA）
·····························185

N

negative likelihood ratio···············202
negative predictive value（NPV）········202
nominal scale························5
non-inferiority margin··················215
non-inferiority test····················215
non-linear regression analysis···········175
non-parametric test···················135
non-reporting bias····················26
normal distribution·················60, 76
null hypothesis·······················89
number need to treat（NNT）···········190
numerical data·······················5

O

O'Brien test·························102
observational study···················18
observed frequency···················145
odds·······························153
odds ratio·······················153, 189
one way ANOVA·····················122
one-tailed test·······················90
open trial···························29
order statistic·······················135
ordered categorical data···············5
ordinal scale·························5
outlier······························164
overall effect························223

P

P value····························92
P 値·······························92
paired t test························113
parallel design·······················24
parameter·······················70, 105
parametric test······················105
partial correlation coefficient···········167
Pearson's correlation coefficient········167
Pearson's product moment correlation
coefficient·······················167

per protocol（PP）分析·····················30
percentage····································67
permutation test·····························94
permuted blocks·····························28
person-years·······························188
placebo··29
point prevalence···························188
population································10, 70
population-based sample··················27
positive likelihood ratio·················202
positive predictive value（PPV）·········202
post hoc test·······························118
posterior probability·····················205
power···92
prediction····································172
prevalence···································188
principle component analysis·············185
prior probability··························205
probability·······························14, 92
probability density function··············77
probability distribution···················15
proportion·······························67, 187
prospective cohort study··················22
prospective study···························22
publication bias·························9, 224

Q

Quality adjusted life year（QALY）·······219
quasi-random sampling····················28

R

R···32
R^2··179
R^2 adjusted for degrees of freedom······179
random··16
random allocation·····················28, 177
random effect model·····················223
random error·································13
random sampling·····························28
random variable······························15
randomization test··························94

randomized controlled trial（RCT）········24
range··64
rank···135
rate···187
ratio··67
ratio scale····································5
real world data（RWD）····················22
recall bias····································26
receiver operating characteristic curve··207
regression analysis·······················171
regression coefficient····················173
regression line···························173
regression model··························172
relative risk（RR）·························189
relative risk reduction（RRR）············190
repeated-measures ANOVA··············131
reporting bias·································26
residual·····································173
retrospective cohort study·················23
retrospective study························21
risk···153
risk ratio·······························153, 189
ROC 曲線···································207

S

sample·····································10, 70
sample size·································209
sampling error·······························13
scatter·······································13
scatter plots·······························165
Scheffe test·································116
standard deviation（SD）···················63
selection bias·································26
sensitivity··································202
Shapiro-Wilks test·························100
significance level···························91
simple random sampling···················28
simple randomization·······················28
simple regression··························180
simulation····································73
single-blinded trial·························29

single-masked trial	29
slope	173
Speaman's correlation coefficient	170
specificity	202
spurious correlation	167
standard deviation（SD）	63
standard error（SE）	74
standard error of mean（SEM）	74
standard normal distribution	78
standardization	77
standardized mean difference	223
standardized regression coefficient	179
statistic	60
statistical hypothesis testing	89
Steel test	141
Steel-Dwass test	141
stratification sampling	28
stratified randomization	29
sum of square（SS）	63, 123
survival analysis	195
survival rate	188
systematic error	13
systematic review	222

T

t distribution	79, 106
t test	106

t 検定	106
t 分布	79, 106
test statistic	98
The Cochrane Collaboration	222
true value	12, 70
Tukey test	116
twe-tailed test	90
two way ANOVA	128

U

unpaired t test	106

V

variance（V）	63, 124

W

washout period	25
Welch's t test	111
Wilcoxon's rank sum test	136
Wilcoxon's signed rank test	139
Williams test	116

Y

y 切片	173
Yates'correction	148
y-intercept	173

［著者略歴］

奥田　千恵子　医学博士

　　1972 年　京都大学薬学部製薬化学科卒業
　　1986 年　京都府立医科大学麻酔学教室講師
　　1993 年　(財)ルイ・パストゥール医学研究センター基礎研究医療統計部門研究員
　　2011 年　横浜薬科大学教授
　　　　　　　京都府立医科大学客員教授
　　2018 年　横浜薬科大学客員教授

［所属学会］

　　日本薬理学会，学術評議員
　　日本アルコール・薬物医学会評議員

［著　　書］

　　医薬研究者のためのケース別統計手法の学び方，金芳堂，京都，1999
　　医薬研究者のための統計ソフトの選び方（改 2），金芳堂，京都，2005
　　医薬研究者のための評価スケールの使い方と統計処理，金芳堂，京都，2007
　　医薬研究者のための研究デザインに合わせた統計手法の選び方，金芳堂，京都，2009
　　医薬研究者のための統計記述の英文表現（改 3），金芳堂，京都，2010
　　医薬系研究者の視点からみた道具としての統計学（改 2），金芳堂，京都，2011
　　医療系はじめまして！統計学，金芳堂，京都，2015
　　親切な医療統計学（第 2 版），金芳堂，京都，2019

［訳　　書］

　　たったこれだけ！医療統計学（改 2），金芳堂，京都，2015

親切な医療統計学

2014年 4 月 10 日　第 1 版第 1 刷
2016年 2 月 10 日　第 1 版第 3 刷
2019年 2 月 1 日　第 1 版第 1 刷 ©

著　者　　奥田千恵子　OKUDA, Chieko
発行者　　守山閑文
発行所　　株式会社金芳堂
　　　　　〒 606-8425 京都市左京区鹿ケ谷西寺ノ前町 34 番地
　　　　　振替　01030-1-15605
　　　　　電話　075-751-1111(代)
　　　　　http://www.kinpodo-pub.co.jp/
印　刷　　亜細亜印刷株式会社
製　本　　有限会社清水製本所

落丁・乱丁本は直接小社へお送りください．お取替え致します．

Printed in Japan
ISBN978-4-7653-1774-0

JCOPY ＜(社)出版社著作権管理機構 委託出版物＞

本書の無断複写は著作権法上での例外を除き禁じられています．複写される
場合は，その都度事前に，(社)出版者著作権管理機構（電話 03-5244-5088，
FAX 03-5244-5089，e-mail：info@jcopy.or.jp）の許諾を得てください．

●本書のコピー，スキャン，デジタル化等の無断複製は著作権法上での例外
を除き禁じられています．本書を代行業者等の第三者に依頼してスキャンや
デジタル化することは，たとえ個人や家庭内の利用でも著作権法違反です．